# 轻疗愈4：敲出自控力

The Tapping Solution for Manifesting Your Greatest Self

[美] 尼克·奥特纳
（Nick Ortner）
—— 著

王筱 晏刘莹
—— 译

当代中国出版社
Contemporary China Publishing House

# 轻疗愈4：敲出自控力

[美] 尼克・奥特纳
( Nick Ortner )
—
著

王 筱 晏刘莹
—
译

当代中国出版社
Contemporary China Publishing House
2020年・北京

**版权合同登记号　图字：01－2017－8482**

**图书在版编目（CIP）数据：**

轻疗愈．4，敲出自控力 /（美）尼克·奥特纳（Nick Ortner）著；王筱，晏刘莹译．-- 北京：当代中国出版社，2020.3
书名原文：The Tapping Solution for Manifesting Your Greatest Self
ISBN 978-7-5154-0955-9

Ⅰ．①轻…　Ⅱ．①尼…　②王…　③晏…　Ⅲ．①精神疗法　Ⅳ．① R749.055

中国版本图书馆 CIP 数据核字（2019）第 172456 号

| | |
|---|---|
| 出 版 人 | 曹宏举 |
| 策　　划 | 中资海派 |
| 执行策划 | 黄　河　桂　林　隋　聃 |
| 责任编辑 | 隋　聃　孙泽娟 |
| 特约编辑 | 羊桓汶辛　朱慧芳　韩周航 |
| 责任校对 | 康　莹 |
| 版式设计 | 龚碧涵 |
| 封面设计 | 蔡炎斌 |
| 出版发行 | 当代中国出版社 |
| 地　　址 | 北京市地安门西大街旌勇里 8 号 |
| 网　　址 | http://www.ddzg.net　邮箱：ddzygcbs@sina.com |
| 邮政编码 | 100009 |
| 编 辑 部 | (010) 66572264　66572154　66572132　66572180 |
| 市 场 部 | (010) 66572281　66572161　66572157　83221785 |
| 印　　刷 | 深圳市雅佳图印刷有限公司 |
| 开　　本 | 880 毫米 × 1230 毫米　1/32 |
| 印　　张 | 11 印张　243 千字 |
| 版　　次 | 2020 年 3 月第 1 版 |
| 印　　次 | 2020 年 3 月第 1 次印刷 |
| 定　　价 | 59.00 元 |

# 致中国读者的信

TO MY CHINESE READERS,

THANK YOU FOR ALLOWING ME TO SHARE MY DISCOVERIES WITH YOU.

AS YOU WILL READ IN THE BOOK, THIS TAPPING TECHNIQUE HAS ITS ORIGINS IN ANCIENT CHINESE MEDICINE, SO I AM ESPECIALLY PROUD TO SHARE IT WITH YOU, AND AM GRATEFUL FOR ALL THE WISDOM YOUR CREATIVE AND INNOVATIVE PEOPLE HAVE GIVEN TO THE WORLD.

I HOPE YOU ENJOY READING IT AS MUCH AS I ENJOYED WRITING IT.

WITH BEST WISHES,

NICK ORTNER

**致中国读者：**

感谢你们阅读这本书。

事实上，情绪释放疗法与中国古代的某些疗法有着异曲同工之妙，所以得知本书将出版中文简体版，我深感荣幸。我想说，中华民族是一个充满智慧和创造力的民族，感谢你们奉献给这个世界诸多宝贵遗产。

写作此书对我而言是一种享受，同时，我也希望把这份美好的感觉传递给你们。

祝好！

**尼克·奥特纳**

THE TAPPING SOLUTION
FOR MANIFESTING YOUR GREATEST SELF

# 推荐序

Amanda 老师

○ AFRT 释放法创始人

○ “疗愈的花瓣” 自助平台创办人

## 遇见最完美的自己

如果你还在等待别人说服你去做出改变，那你就是还没准备好。

的确，有很多人宁肯忍受沉闷卡壳的生命状态也不愿意做出改变，也有很多人总在获得成功之后迅速退回原点。在接触了众多的 AFRT (AFRT 是 Amanda 的快速释放技术的简称，其基础是情绪释放疗法、密码、瑟多纳、天使疗法、通灵疗法、磁铁清理和催眠等十几种释放疗愈法的精华) 学员和来访者后，我发现，人们最害怕的不是重复痛苦，而是成功和不断走出舒适区去接近完美自己的过程。这是因为我们每个人都有一个内在的原始设定，它规定了我们可以走多远。一旦我们超过了这个事前设定好的“舒适区”，我们就会启动“战斗”或“逃跑”的反应，而潜意识也会一直遵从我们的原始设定，不断把我们拉回至这个设定的标准之下以确保我们的安全。

想要改变我们潜意识里的原始设定并非易事。因为，在每个人的内心里都塞满了陈年往事和各种借口，比如：不能原谅他人、无法接纳自己、过度取悦别人、自我否定和破坏、满怀消极情绪、无法对过去释怀，等等。可以说，在决定改变的时候，我们就要做好给自己的内心来个大扫除的准备了——这时，你需要即刻入手一本尼克·奥特纳的《轻疗愈 4：敲出自控力》！这本书将为所有渴望通过疗愈实现蜕变的人们带来喜讯！通过本书中全面而系统的 21 天自我训练，你将轻松收获实用有料的疗愈体验，在不经意间自觉颠覆旧的惯性模式，实现目标，并最终遇见那个最完美的自己！

再次为尼克的新书写序，我的内心充满了惊喜。尼克在《轻疗愈 4：敲出自控力》中延续了他以往真诚幽默的风格，将成长细化为 21 天的主题和内容，让我们可以很省力地一边借鉴他所分享的故事，一边使用敲打手法去完成内在的疗愈。据说，在编著这本新书的过程中，尼克找来很多读者试读并做了大量调整和修改，剔除了所有烧脑冗长的知识，留下了满满的干货和零压力的阅读体验。这是一本由作者和读者共同完成的著作。我相信，在实践这项 21 天练习的过程中，你会和我一样，发现自己的成长是扎实全面的，有了尼克提供的成长蓝图，你所付出的努力都将转化为累累硕果。

如果你是《轻疗愈》系列书籍的忠实读者，你很有可能会发现自己完全可以在每个主题上自由发挥，运用“情绪释放疗法”为自己量身打造疗愈方案，并由一个主题进入到更深层次的内在探索过程。就像尼克说的“天空才是你的极限”，这本书全面展示了那些我们在疗愈过程中容易忽略而又至关重要的方面，而我们完全可以充当自己的疗愈大师，立足于本书，发挥自己的疗愈天赋，将其运用到极致。

可以说，《轻疗愈 4：敲出自控力》中 21 天的练习内容适合我们在生命的不同阶段反复使用，相信每一轮的使用，都会为我们带来崭新的认识和改变！

深深地祝福你活出最完美的自己！

# 权威推荐

**桑妮雅·乔凯特：Sonia Choquette，《纽约时报》畅销书《你的三大超能力》（*Your 3 Best Super Powers*）作者**

《轻疗愈4：敲出自控力》能够让你远离平庸，帮助你更快更好地实现梦想。它带来的改变显著而有效，值得你立刻拥有一本。

**谢丽尔·理查森：Cheryl Richardson，《纽约时报》畅销书《轻轻松松如意生活》（*Take Time for Your Life*）作者**

我很喜欢这本书。本书囊括了很多科学原理和鼓舞人心的故事，兼具趣味性与娱乐性。它能引导你构筑一个睿智而有爱心的灵魂，让你体会到自身强大的能量和不凡的治愈能力。本书将教会你如何使用敲击疗法颠覆生活原本的模样。当你阅读本书并做练习的时候，你会逐渐意识到，做出巨大的改变可能比你想象中的还要简单！

克丽丝·卡尔：Kris Carr,《纽约时报》畅销书作者，情绪释放疗法热爱者

这本书将帮助你克服障碍，让你从自我怀疑走向自我肯定，从“幻想家”变成“行动派”。本书内容浅显易懂，并且很有激励作用。你想要的生活触手可及，而你现在需要做的，就是去敲击！

迈克·杜利：Mike Dooley,《纽约时报》畅销书《梦想：（秘密）没说完的事》（*Infinite Possibilities*）和《撬动宇宙》（*Leveraging the Universe*）作者

这是一本精彩绝伦的书，它介绍了一种强大的技能，能够让所有人都得到前所未有的体验。本书把我们带入一个万事皆有可能的世界，激发我们体内潜在的所有能量。通过多年的应用和实践，尼克采用了一种古老的理论体系，并让它变得更加现代化、快速和高效。在这里，你将找到一个生活指南，帮助你在享受美好生活的同时实现梦想。

凯洛琳·梅斯：Caroline Myss,《慧眼视心灵》（*Anatomy of the Spirit*）作者

敲击练习是一种神奇的方法，能让我们在千头万绪的生活中游刃有余地发展和成长。

帕姆·格劳特：Pam Grout,《纽约时报》榜首畅销书《能量》（*E-Squared*）作者

你不需要医生，也不需要教练；你不需要药片，也不需要安慰剂。敲击是一种依靠自己来改变生活的技能，尼克和整个奥特纳家族将这项强大的技能展现在世人面前。它很简单，也具有革命性。我们每一个人都可以使用它。

艾妮塔·穆札尼：Anita Moorjani，《纽约时报》畅销书《死过一次才学会爱》（*Dying to Be Me*）作者

这不仅仅是一本教你“如何做”的书。尼克·奥特纳用优雅而幽默的方式，向我们展示了他是如何利用敲击来解决自己日常生活中面对的挑战的。他所谈及的话题很容易理解，使得本书的阅读变得简单而有趣。这项疗法在压力、亚健康、成瘾和其他生活中难以解决的问题上具有强大的治疗力量。它简单而有效，却能戏剧性地改变生活。我强烈推荐这本书！

加布里埃尔·伯恩斯坦：Gabrielle Bernstein，《纽约时报》榜首畅销书《全世界都在倾力帮你》（*The Universe Has Your Back*）作者

我相信每天的练习都会带来巨大的改变。在尼克·奥特纳的新书《轻疗愈4：敲出自控力》中，他提供了21天日常练习方法，帮助我们自我成长、改变生活以及实现更深刻的转变。尼克独特的敲击冥想将帮你实现快速转换，让你身心放松。我很喜欢这本书，并极力推荐给每一位想进行个人提升的朋友。

道森·彻奇博士：Dawson Church, Ph.D.，《基因里的魔鬼》（*The Genie in Your Genes*）作者

在这本真诚、有趣而又充满能量的书中，尼克·奥特纳为我们提供了一个活出最完美自我的路线图。通过简短有力的段落和许多值得借鉴的个人故事，尼克巧用隐喻，为我们生动地描绘了一幅幅美好的未来图景。此外，他还在每个章节添加了练习，其内容既鼓舞人心，

又浅显易懂，十分实用。尼克概述了为什么我们的大脑更适应于消极的体验，并向我们展示了应该怎样克服进化偏见带来的重复性自我破坏。他引导我们去探索自己可能达到的最佳状态，并将其锚定在我们的身体和行为中……我们甚至能倾听到自己内心的声音。这本书让我们有了拥抱内心的智慧，有了释放压力、实现蓝图的工具。

尼克·波利齐：Nick Polizzi，《神圣的科学》（*The Sacred Science*）作者

尼克·奥特纳正在推进一件整个世界都亟待解决的事情。《轻疗愈4：敲出自控力》为那些生活停滞不前的人们提供了一个令其耳目一新、易于实现的蓝图，能帮助他们快速找到并解决掉问题的根源。这本书是著名的情绪释放敲击疗法的第4本，书中提供了丰富的操作方法和具体指导，值得一读。

凯利·布罗根博士：Kelly Brogan，M.D.，精神科医生，《纽约时报》畅销书《你自己的心智》（*A Mind of Your Own*）作者

最好的秘籍，就是我们自身拥有的强大的治愈修复能力。《轻疗愈4：敲出自控力》提供了针对强烈情绪、心理障碍和自我限制行为的解决方法。现在，你有能力改变你的生活，而在这些具有启发性的文字中，你将体验到一种毫无副作用的技术方法。

南希·莱文：Nancy Levin，畅销书《值得》（*Worthy*）作者

这本实用的书很有价值。它为你提供了一个行程计划，帮助你实现最完美的自我，过上你最向往的生活。本书提供了现成的方法，你

唯一要做的就是去实践它！幸运的是，它非常可行，并值得遵循……当尼克·奥特纳为你加油时，你就会发现自己不可阻挡！

大卫·范斯坦博士：David Feinstein, Ph.D.,《能量心理学的承诺》（*The Promise of Energy Psychology*）和《爱的能量》（*The Energies of Love*）的合著者

穴位敲击疗法为你提供了一种十分精准的工具，能释放大脑中使你快乐的化学物质，进而改变你的感觉、想法和行为。尼克·奥特纳已经向成千上万人展示了如何自助使用这种方法。在《轻疗愈4：敲出自控力》中，他制定了一个为期3周的必要步骤，帮助你跃入更有意义的未来。如果你没有十分要紧的事，那就花些时间和精力，用这本书的清晰指南来提升自己的生活吧。祝你顺利！

克里斯蒂安·米克尔森：Christian Mickelsen,《释放富足：给自己更多的金钱，爱，幸福和健康》（*Abundance Unleashed: Open Yourself to More Money, Love, Health, and Happiness Now*）作者

如果你期待一种与众不同的生活，那你应该立刻拿起一本《轻疗愈4：敲出自控力》读一读。它充满了绝对可行的且经过验证的克服恐惧、怀疑和限制思维的策略，而且可以迅速给你带来更多的信心、爱、欢乐和富足。我极力推荐这本书。

# 前言

## 从现在开始，天空才是你的极限

这是我的第 4 本书，也是倾注心血最多的一本。

在书中，我分享了一些自己的故事，但它们讲述的并不是我的人生，而是你的。我曾为实现最完美的自我而踏上旅程，现在我将带你走上类似的旅程。

这段内心的旅程不断激励着我，让我每天早上都能按时醒来，与我美丽的妻子和漂亮可爱的孩子一起分享美好的时光，同时准备做一些让我动力满满的工作。

这段内心的旅程让我享受社区（与我有着深刻的联系）生活，随时充满着活力，拥有一群十分要好的朋友。

这就是为什么我能经常体验到比想象中还要强烈的快乐和富足。

因为这段旅程，我现在变成了我想成为的人。

当时的我并不知道，这段旅程，也就是这本书其实孕育于我 20 多岁时。那时我住在康涅狄格州（Connecticut）伯特利（Bethel）一间 800 平方英尺（约 74.3 平方米。——译者注）的公寓里。我在房地产行业工作，而我的“办公室”就是和女朋友共用的厨房。

我非常享受把房子变成温馨家庭的这个过程。我真正想要的，是用善良、感激和真诚经营我的事业，这同时也是我想在生活中遵循的准则。然而，房地产行业的竞争十分激烈，我并没有什么办法从累积的巨额债务中脱身。

我深爱我的女朋友，但不可否认的是，我们的关系并不算牢固。虽然她经常陪伴在侧，但我还是倍感孤独。我的精力总是被严重的过敏和慢性失眠消耗着，这直接增加了我的痛苦。尽管面对这样或那样的挑战，我每天都会试着放松自己，释放压力，让生活充满更多的爱和感激。我非常努力地把注意力集中在“正确”的事情上，但事实上，我的生活并没有发生任何好的转变。

你有过这样的经历吗？你是否发现，无论自己多努力地推进一件事，或是放弃一件事，你的生活始终过得没那么顺心？你是否对自己能做好一件事情没有信心？

就像我一样，你可能已经意识到自己糟糕的生活模式了。你可能知道自己需要放下过去，去原谅某个人，然后以新的方式来生活。你也知道，是时候停下来了，停止怀疑自己，转而感受内心的力量，变得更加自信。

但不知为什么，你就是无法完全做到这些。

尽管你做了所有努力来改变生活，但你似乎始终无法做好这一切。

这真令人沮丧！

但是……如果那些曾经持续存在的巨大障碍一下子都消失了呢？如果

你能变成最完美的自我，过上你最向往的生活呢？那会是什么样子？更重要的是，那将会是什么样的感觉？

这些就是我曾经痴迷的问题，现在我依旧痴迷于此。

有趣的是，当我回首往事时，我发现我最宝贵的财富之一就是急躁——我无法接受自己的成长速度是如此缓慢，所以我一直在搜寻新的方法。在几乎尝试了所有方法后，直到2003年，我才终于发现了敲击。

从那时起，我的生活开始转向满足、充满爱和富足。慢慢地，我实现了心中所有的愿景、希望和梦想。如果你当时告诉我，我将来会帮助人们治愈他们的心灵和身体，那我一定会非常开心。当然，我十分喜欢关注个人发展。从高中时代开始，我就一直接触关于个人赋权、情感治疗的书籍和音频。不过，那时的我从未想过要将追求个人发展作为一种职业。

后来我才明白，我现在所拥有的知识就可以改变一切。

我从来都不是一个勇敢的人，但最近这段时间，我从成千上万名观众中随机挑选了一些志愿者。我从未见过他们，对他们一无所知。我邀请他们到舞台上疗愈自己和自己的生活。

我不必疗愈自己，因为我已经奇迹般地变得无所畏惧。我选择疗愈他人，因为敲击所产生的效果不言自明。所以，现在我是那个在舞台上挑选志愿者的人。经过20分钟的疗愈，一半的观众在哭泣，而另一半则在为他们所见证的转变而鼓掌喝彩。

如今，我发现的敲击法的疗愈结果已获得了相关科学研究的支持。当然，我也会和你们分享这些成果。这是一个伟大的新闻，简而言之：科学告诉我们，我们并不像自己认为的那样一成不变，因为控制我们思想、情感和行为的大脑是具有可塑性的。人类的大脑能够改变，而且确实会改变。

这也意味着持久的转变和深层的治疗是可操作的。

越来越多的人认识到，真正使信息进入大脑的途径是通过身体，而这就是敲击的原理。事实上，敲击已经被证明可以减轻情感、精神和身体上的压力，甚至能对身体的基因表达产生积极的影响。

这太酷了，不是吗？

通过敲击，你的DNA将会更有效地工作。无论你想治愈自己的精神和心灵，你的身体和思想，你的人际关系，你的财务状况，还是其他方面，你都可以使用这本书。

一旦开始敲击，你就会更加坚定地在这段实现完美自我的旅程中走下去。准备好进入你最向往的生活吧！

所以，请告诉我——当你每天早上开始醒来，感觉自己处于最完美的状态时，你最想体验的是什么。是更多的平和，更加精力充沛，更健康的身体，有更深厚的人际关系，还是有更多的爱、光明、激情和满足？

你可以创造自己的幸福，然后改变你所存在的世界。你可以随心而为，想走多远就走多远。和我一起踏上这段奇妙的旅程，展现最完美的自我吧！从现在开始，天空才是你的极限。

## 平和的人生需要规划

我在本书中分享了自己的21天疗愈之旅。首先，它将带你扫清障碍，引导你展现最完美的自我。然后，它会帮助你在个人道路上规划出一个平和而有目标性的生活。

每天，这本书都会引导你进入下一个旅程，带你进行反思，并根据你的需求随时地改变你的身心状态。每天，你都会发现一个简单的、很容易接受的日常挑战，以及一个敲击冥想练习，我会督促你在旅程中使用它。

为了让这段旅程尽可能地轻松和优雅，有一些建议需要你牢牢地记住。

## 我承诺，我能坚持走完整个旅程

这段旅程将在 21 天内完成。需要注意的是，这些日子不一定是连续的。你可以留出 2 天、3 天或 5 天的时间来消化和运用每天的内容。

根据你的时间来安排疗愈之旅，但你要承诺自己能够完成整个旅程。

为了帮助你顺利地完成疗愈之旅，你可以注册我的电子邮件提醒（E-mail Reminders）。注意，要选择适合自己的节奏。如果你选择一个为期 3 天的延迟提醒，你将每隔 3 天收到我的电子邮件。如果你选择一个为期 2 天或 5 天的延迟提醒，你也会准时收到我的来信。如果在疗愈过程中，你想要改变自己的节奏，你只需要返回最初的页面，并申请一个新的时间框架。

需要注册电子邮件提醒的读者，请点击这里：

www.thetappingsolution.com/manifesting。

## 挑战，从每一天开始

每日挑战：本书旨在产生真实的结果，所以，每一章（一天）都会以挑战结束。这些挑战通常会在不同的焦点领域呈现出新的思维方式，多以采取行动的方式出现。

请务必完成这些挑战。从长远来看，它们会给你带来很大的不同，让你学会坚持，并会对你和你的生活产生积极的影响。

敲击冥想：每天都有相应的冥想练习来指导你，在敲击相关穴位时，你可以使用一些词和短语。这些练习在附录里，这样你可以很容易地就找到它们并返回到当天的练习中。现在，毫无疑问，敲击是收获这次旅程的必要条件。开始敲击吧！

注意：当你在书的正文和附录中实践敲击练习的时候，你可以自由地调整文字来反映你的经历。敲击的目的绝不是说“咒语”，而是利用你自己的经验来自我疗愈。

你的 21 天疗愈之旅地图：在这本书的最后，有一个旅行地图，它将为你总结每一天的旅程，这样你就可以快速地找到你想要的内容。

很高兴你已经准备好了。让我们开始敲击吧！

THE TAPPING SOLUTION
FOR MANIFESTING YOUR GREATEST SELF

# 快速入门

## 向往的生活，由你自己定义

想象一下这样的日子：生活事事顺心，几乎没有障碍和烦恼，交通没那么拥挤，有课的早晨不怎么慌乱，金钱的压力小了许多，并不自信的你慢慢变得完美，日常事务的压力也小了很多。

你能想象出这将是一种什么样的生活吗？这是你所向往的生活吗？

高中的某一天，我从妈妈的杂物堆里发现了托尼·罗宾斯（Tony Robbins）的录音带，从那时起，我便一直坚持不懈地致力于帮助人们过上更加健康、充实和幸福的生活。

接下来，你将踏上探索更完美自我的旅程，进而开启最美好生活的大门。在生活中，种种压力和消极情绪限制了我们成为更完美的自己，因此，我们将从摆脱压力和其他消极情绪开始我们的探索之旅。

第一步是学习“敲击”，这是我目前发现的唯一能在短时间内实现深度转换的方法。同时，敲击疗法可以直接帮助我们实现目标，这是其他方法无法做到的。如果你已精通如何“敲击”，请跳到本书第1天的课程开始练习；如果你是新手，就请从这里快速开启你的“敲击之旅”吧。

## 了解你的身心复位按钮

这种“敲击疗法”是如何缓解压力，让我们更快、更彻底地实现最完美自我的呢？事实证明，答案就在我们的身体中。

在道森·彻奇博士主导的一项双盲研究中，参与者被分成两组。其中一组每天进行一个小时的敲击，另一组（对照组）则是每天接受一个小时的常规谈话治疗。研究结果显示，敲击治疗组皮质醇（又称压力激素，人类在面临显著压力时会产生更多这种荷尔蒙。——译者注）水平平均下降幅度为24%，其中个别受试者的皮质醇水平下降幅度高达50%。相比之下，对照组（谈话治疗组）的皮质醇水平仅下降了14%。

道森最近在《能量心理学》（*Energy Psychology*）杂志上发表了另一项研究成果，他发现情绪释放疗法（Emotional Freedom Technique，简称EFT）对基因表达水平具有巨大的影响，总结如下：

> 基因表达的水平就像调光开关一样层层递进，许多相关基因的表达水平都会被上调或下调。压力、饥饿、疲劳、情绪和许多其他的经历都会影响基因表达水平。
>
> 在这项对照试验中，为了获得研究数据，研究者贝斯·马

哈拉杰（Beth Maharaj）挑选了4名参与者，比较进行一个小时情绪释放疗法与进行一个小时常规谈话的人基因表达的变化。她发现，在进行情绪释放疗法之后，参与者的72个基因受到了显著的调控。

同时，这些基因的功能十分具有指向性，包括：癌症肿瘤的抑制、防止太阳的紫外线辐射、2型糖尿病胰岛素阻抗、机遇性感染的免疫、抗病毒活性、神经元之间的突触连接、血小板和白细胞的形成、增强男性生育能力、大脑白质的构建、代谢调节、神经可塑性、细胞膜强化、减少氧化应激……，它们都是对身体有利的基因功能。

其他研究也表明，情绪释放疗法是一种表观遗传学干预方法，它可以调控许多基因的表达。仅仅一个小时的情绪释放疗法治疗，也会对身体有益。

研究还表明，针灸可以提高人体内的内啡肽水平。敲击可以像针灸一样刺激穴位，让身体释放内啡肽，从而使人产生愉悦的感觉，提高身体和精神体验。

同时，我们也可以从另一个方面解释，即敲击在某种程度上能够疏通经络，从而达到缓解压力的效果。虽然对这些经络的认识可以追溯到几千年前的中国古代医学，但直到20世纪60年代，这些显微解剖学结构才首次出现在立体显微镜和电子显微镜图像上。

显微解剖结果显示，经络的管状物质结构宽约30～100微米，贯穿了整个人体。作为参考，一个红细胞是6～8微米宽，可见这些经络十分纤细。

你可以这样理解：经络是身体的光纤网络，它们携带着大量的电子信息，而这往往是身体的神经系统或化学系统所不能承受的。这就是为什么在处理精神压力或身体疼痛时，敲打经络能够比采用其他减压技巧更快地达到效果。

以上仅仅是对科学研究的粗浅罗列和探究，如果你想了解更多与其有效性相关的论文，请到这里查阅：research.EFTuniverse.com。

因此，敲击疗法有坚实的科学依据。但更重要的是，它能为我们做些什么呢？现在让我们一起来探究一下。

## 是什么在困扰着你

你会在这本书和敲击过程中发现一个有趣的二分法。这本书的主要目标，正如书名所言，是通过敲出自控力来帮助你展现最完美的自我。这意味着我们将一起努力，让你比以往任何时候都更加耀眼自信，让你感受到内心的平静，创造出你最值得拥有和渴望的生活。

当我们专注于积极向上的愿望、力求成为最完美的自己时，敲击疗法首先会帮助你释放那些曾经困扰你的沮丧往事，毕竟那是我们的日常体验，而正是因为这些体验，使得消极和沮丧构成了我们日常生活的本质，占据了生活的绝大部分。因此，只有解决（以及必要的治疗）日常生活中的问题，我们才能以更有效、更强大的方式前进。

让我们从探索开始吧，这样你就能真正地看到和感觉到自己身边发生了哪些改变。因为我发现敲击疗法最简单的方式就是关注当下最紧迫的事情或最困扰你的大小琐事。

现在，请你列出目前最困扰你的事情。是阴郁的天气，还是睡眠不足？是刚从老板那里收到的邮件，还是你前任的短信？

请坦诚地面对自己的内心，因为这将成为整个疗法最有力的出发点。

你不能释怀的烦恼是什么？

现在是什么在占用着你的大脑和精力呢？

是什么让你怀疑自己、害怕未来？

是什么在阻碍你的前行之路？

这些问题被称为“压力王事件”（Most Pressing Issue，简称 MPI）。同时，你将学习通过敲击，以意想不到的方式将这些问题快速解决掉。

## 清理负面情绪

首先，让我简要介绍你的“压力王事件”。人们常担心首先把注意力放在消极的东西上，因为一旦那样做了，就很容易陷入其中，进而把生活搞得一团糟。

事实上，通过释放压力、恐惧和其他我们自然而然地产生的负面情绪（在疗愈的第 2 天，负面情绪可能会更多），你可以更快速地清除精神和情感上的“污垢”，为真正积极、美好的生活创造更多的空间。

开始敲击吧！现在，你已经确定了你的“压力王事件”，是时候开始疗愈了。下面是敲击的基本方法。

### 第 1 步：专注于你的“压力王事件”

当你把注意力集中在最困扰你的事情上时，问自己一些问题，比如，当我思考这个问题时，我的身体有什么感觉？我是否感到紧张、疼痛、刺痛、耳鸣、热或冷？是否感觉到空虚、麻木或虚无？

注意你身体的反应。这里没有标准答案，要尽可能地把你的具体感觉描述出来。

### 第 2 步：测量“压力王事件”的强度

接下来，在 0 ~ 10 分的范围内，使用主观焦虑评分（Subjective Units of Distress Scale，简称 SUDS，是一种 0 ~ 10 级的量表，用以测量个人当前体验的痛苦或困扰的主观强度。——译者注）给你的“压力王事件”打分。

专注于你的“压力王事件”，此刻，你的感觉有多强烈？ 10 分是你能想象的最焦虑的程度，0 分意味着你根本没有感觉到任何痛苦。

不要纠结于主观焦虑评分的精准度，遵循你的直觉便可。

### 第 3 步：写下你的“问题描述语”

了解自己的主观焦虑评分级别后，下一步是写下问题描述语。写下该语句的同时要把注意力集中在你的“压力王事件”上。基本语句如下所示：

尽管我______（描述你的“压力王事件”），但我还是深深地爱着自己，并接受自己。

例如，你可能会说："尽管我很担心我的演讲，但我还是深深地爱着自己，并接受自己。"或者你会说："尽管每当想起我要在这个周末带孩子出去玩时我都十分紧张，但我还是深深地爱着自己，并接受自己。"

当你开始敲击时，你的问题描述语应该与你正在经历的事情产生共鸣。要注意的是，并没有什么神奇词汇可以打开释放压力的大门。你的目标是说出那些对你有意义的词，所以如果你的问题描述语不够真实或感觉不够强烈，那就改变它。

以下是一些你可以使用和改变的基本问题描述语的变体：

尽管我______（描述你的"压力王事件"），但我还是完全爱着自己，也愿意接受、原谅自己和他人。

尽管我______（描述你的"压力王事件"），我现在选择原谅我自己。

尽管我______（描述你的"压力王事件"），我也接受并原谅我自己。

尽管我______（描述你的"压力王事件"），我愿意按自己的想法去做。

尽管我______（描述你的"压力王事件"），我愿意放手。

尽管我______（描述你的"压力王事件"），我愿意持有一个新的观点。

尽管我______（描述你的"压力王事件"），它已经结束，我现在安全了。

尽管我______（描述你的"压力王事件"），我现在决定释放这个压力。

### 第 4 步：选择一个提示语

提示语就是简短的几个词，它们可以用来描述你的问题。举个例子，如果你的陈述是对某个演讲的焦虑，你的提示语可能是“对演讲的焦虑”。

敲击的同时，你需要重复说出提示语，所以只要你愿意，只要你专注于自己的“压力王事件”，你就可以随时改变说法。在这个例子中，你很可能会说“所有这些对演讲的焦虑……我对这个演讲很焦虑……对这个演讲，我有太多的焦虑……”。

### 第 5 步：敲击身体部位

一旦创建了问题描述语和提示语，你就可以开始敲击了。

首先，说三次你的问题描述语，同时敲击手刀点，它位于你手掌的一边，就在手呈握拳姿势时小指的底下突起的地方。你可以用你觉得最舒服的那只手敲击——以一种正确的速度和力量轻击，不会错的！

在你说了三遍问题描述语之后，继续敲打身体的 8 个部位，同时说出提示语。这些部位是：

- 眉毛内侧
- 眼睛外侧
- 眼睛下方
- 鼻子下方
- 下巴

· 锁骨

· 腋下

· 头顶

你可以敲击身体上你感觉最舒服的一侧，因为相同的经络在身体两侧同时运行着。

记得要按顺序进行，并且坚持每一轮敲击 5 ~ 7 次。当然，敲击次数不设上限，如果你想在某一部位上敲击 20 次或 100 次，那就放手去做！因为敲击的要义就是在击打某一部位的同时花足够的时间不停地说提示语，并让力道渗入肌理。

你不必担心自己做得不够标准，你只需凭着感觉去做，并对此有所体会即可。

这里有一幅身体部位示意图供你参考：

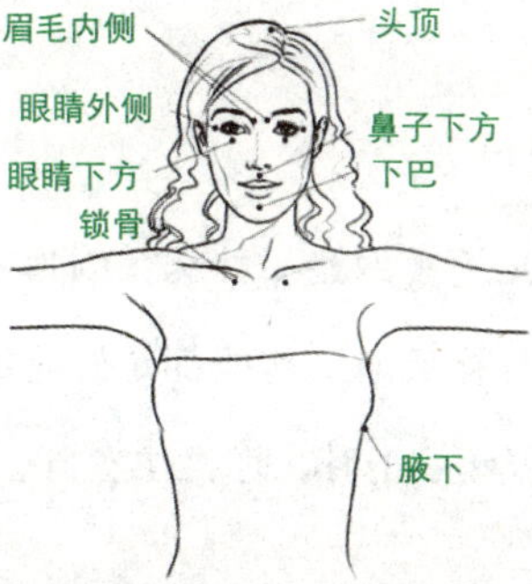


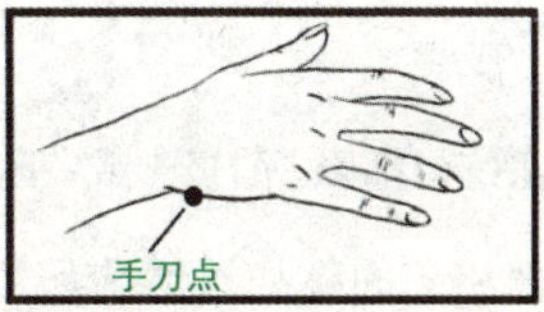

### 第 6 步：检查

你已经完成了一轮敲击！做几次深呼吸，感受你的身体发生了什么改变：是情绪上的变化，还是生理上的变化？现在，你的“压力王事件”得分是多少？

如果你的“压力王事件”强度从 8 分降到了 7 分，那将是巨大的改变！这意味着“敲击疗法”已经开始缓解你的压力，且在短短几分钟内就产生了效果，因此请继续敲击。如果没有变化，你也不必沮丧，人们通常需要不止一次的敲击来缓解压力，尤其是在他们第一次进行敲击的时候。

当你检查自己是否经历了任何变化时，问自己几个问题：

在敲击的过程中，我的身体有什么感觉？

在敲击的过程中，我出现了怎样的情绪？

在敲击的过程中，我的脑海中浮现了什么“随机”的想法或者记忆？

### 打哈欠、叹气、打嗝……

人们经常会问自己是不是做错了什么，因为敲击的时候，他们总会打起哈欠或者产生其他身体反应。这些都是好兆头！因为这是你身体放松及释放能量的表现。因此敲击时，你要注意自己身体反应的所有方式。

### 从“消极”转向“积极”

在整本书中，每个敲击练习都以“消极”或“真相”开头，包括你的“压力王事件”，以及任何与之相关的挑战性情绪和信念。大多数时候，我会以至少一次“积极”的敲击来结束练习，这是一种新的前进方式。

例如，如果你在演讲时表现出焦虑，你可能会用这几种提示语来结束你的敲击，诸如“我现在可以释放这种焦虑”“我可以专注于练习”“被所有人看到和听到让我感觉很安全”，等等。

一般来说，你最好把消极情绪的强度降低到5分（最高为10分），然后再转向积极的一面。之后，你需要继续保持积极的心态，直到消极情绪的电荷减少到3分或更低。

### 第7步：测试你的进度

当你的“压力王事件”强度下降时，你就该测试敲击的实际效果了。你可以将注意力重新集中在你的“压力王事件”上。

如果你在把注意力集中于你的“压力王事件”上时，仍感到情绪紧张，那就继续用同样的语言进行更多次敲击，看看你是否能完全清除你的“压力王事件”。

或许你会发现，当你思考自己的“压力王事件”时，你的情绪会发生变化。例如，你现在感到的是愤怒而不是焦虑。太好了！这表明你正在接近你的“压力王事件”产生的根源。在这种情况下，你可以继续前进，发泄你的愤怒。如果你发现这种愤怒之中还掩盖了另一种情感，比如悲伤，那就继续前进，释放这种悲伤。

不断挖掘你深埋的情绪，直到你体验到解脱。

有情绪不好吗？

为什么我们要利用敲击来释放它们？

人们常问我：“为什么我们在敲击的时候需要将注意力集中在释放情

绪上？有情绪不是一件好事吗？”

是的，有情绪绝对不是一件好事！

我们的目标是永远不要停止感受自己的情绪。相反，敲击可以帮助我们了解自己的感受，然后我们才能更充分地体会它。当我们敲击的时候，我们的情感体验自然会发生变化。例如，如果你通过敲击释放内心的愤怒，愤怒就会变成悲伤，然后悲伤会慢慢变成同情。

作为情绪处理和释放的结果，主观感受通常在敲击时发生得更快，因此，敲击的这一刻会让我们变得更有存在感，而这样的存在感会帮助你成为最完美的自己。

## 关于如何敲击的视频

如果你喜欢观看视频，可以在以下网址观看关于敲击的 5 分钟视频：http：//www.thetappingsolution.com/what-is-eft-tapping/。

太棒了，你已经准备好开始第一天的旅程了！让我们开始敲击吧！

THE TAPPING SOLUTION
FOR MANIFESTING YOUR GREATEST SELF

# 目录

# 第 1 周

## 塑造平和心态，开启新式生活

THE TAPPING SOLUTION
FOR MANIFESTING YOUR GREATEST SELF

你曾感到焦虑吗？或者觉得孤独？认为自己什么也做不好？抑或时常受到小病痛的折磨？平和地应对这一切吧，毕竟积极的成长从来都不会一帆风顺。

# 第 1 天
# 在不安中混乱，或在平和中幸福？

今天早晨不像原计划中设想得那样完美。

好吧，虽然看起来有些轻描淡写，但我并不想让这本书的开篇过于引人注目。

平日里，为了打破赖床带来的忙乱局面，我通常会在前一天设定一个早起的目标：做一些敲击，享受片刻的冥想，陪我可爱的一岁大的女儿玩耍，然后安静地读一会儿书，开启新的一天。入睡前，我甚至可以预见新的一天将会多么美好，我能感觉到自己的创造力会源源不断地喷涌而出，这将是令人惊叹的一天！

然而，为什么制定的计划会变成一个笑话呢？

凌晨 3 点左右，我的孩子醒了，并不是蹒跚学步的儿童常见的短暂惊醒。可能她觉得凌晨 3 点是起床玩耍的好时间，所以她玩了一个小时，而我也不得不加入她的“午夜茶派对”（实际上一杯茶就已足够，因为这个耗时一小时的“派对”的唯一活动就是不停地将茶杯放进盒子再拿出来)。

第二天，我睡过头了。我用绵长的鼾声迎接太阳升起的黄金时刻。当意识到自己睡过了头，我立刻从床上跳了起来，略过了早上的敲击冥想以及计划中的阅读。一直处于昏昏沉沉状态的我也没能立即检查电子邮件。我确实陪女儿玩了一会，但不是在今天早上，而是在凌晨 3 点。我也没有找到她凌晨 3 点就起床的原因，再加上她还不会说话，因此我们无法很好地交流。

我知道收件箱里充斥着紧急邮件，但我只是不耐烦地等着我孩子那美丽的母亲、我的妻子起床带女儿，虽然她比我更缺乏睡眠。此外，我需要进行新员工的招聘、指导和管理，还要处理几个重要电话。

就在这时，家人打电话给我，让我安排房子的翻新装修。诸多事情交织在一起，使我不得不理清自己接下来几个月的行程安排。我是否像每个新手父母一样睡眠不足，已经断断续续好几个月没睡好了？

对了，我还要写这本书。抱歉让你置身于我这乱成一团的早晨……

现在，回到最开始，那时你并未察觉自己拿起了一个生活失控的抱怨者所写的书。事实是，在我的生活中，我感到无比的幸福：我住在让我有归属感的家乡，做着自己喜欢的工作，有健康的体魄，有美好的家庭和支持我的朋友。毫无疑问，我是幸运的。但每一天，即便生活已经足够美好，我依然需要面对大家都会遇到的各种选择。

每当遇到这些情况，这些慌乱的早晨，这些日常挑战，我应该从哪个角度做出回应，是平和还是不安？生活赐予的柠檬，我是否应该不论大小照单全收？抑或是，我要和柠檬斗争到底，祈求上帝将其换成香甜的橘子，然后纠结为什么我的生活中出现了这么多酸柠檬？

平和还是不安，你会选择哪一个？

我们都想选择“平和”，然而当我们查看收件箱，感到筋疲力尽、不堪重负的时候，当我们在朋友、亲人、家庭、工作和财务之间无法抽身的时候，要想选择一种深度平和的态度去面对，这绝非易事。

从很多方面来说，这是我们面临的最大挑战。

平和还是不安？我们一生中需要面对数十亿次类似的选择。

平和还是不安？成为最完美的自己，并不是要求你跑得比子弹还要快，也不是要求你强大到轻轻一跳就能跃过高楼。

这甚至无关于你最大的梦想和热情，无关于改变世界或者变身超人。尽管这些事情，严格地说，其中一些事情的确能够发生。成为最完美的自己，更多的是关乎于我们每天都在做的简单选择，在最糟糕的时刻，在最好的时刻，或是在其他平常的时刻。正是这些选择和日常行为才能让你实现最大的梦想，让你释放最火热的激情，让你改变世界。

每一个时刻都是一个简单的选择：平和，还是不安？

## 那些让我们歇斯底里的事

当我们谈论平和或不安的感受或经历时，我们指的并不是完全的、持续的、纯粹的平和，也不是绝对的、狂躁的不安，更多的时候，我们经历着平和与不安之间的多个层面。

在敲击时，我们先用一个 0 ~ 10 的分值评估敲击前的情绪强度，再评估敲击过程中的情绪变化。这种方法同样适用于平和与不安。如果你在一个特别忙碌的日子里停下来，做几分钟的敲击，你可能会稍感平和，但不是完全的平和。同样地，有时你也会经历低强度的不安。除非发疯，不然你不会感到彻底的放松。在敲击后，你会觉得更加平和。

这些变化，无论大小，都非常重要。事实上，正是有了这些细小的变化（有时你会发生巨大的改变），我们的生活才慢慢地有了改变。

即便是短短几天或一周的时间，微小的变化也能产生巨大的影响。倘若将这些微小的变化延伸至几年甚至几十年，这就是我们展现最完美自我的方式。

在为期 21 天的敲击体验中，请时刻注意自己处于“平和”或“不安”的哪个状态，这会让你觉得更自然，同时也会注意到这些状态是如何在你的经历、身体和生活中表现出来的。目前，关于平和与不安，我所能提供的最简单、最相关的定义如下：

当你真的处于平和的状态，在你面对挑战的时候，你可能会更加开放、清醒，甚至是充满好奇。在面临不确定时，你会发现自己比想象中的还要冷静。在情感和身体上，你可能会减少紧张、痛苦、抗拒和困惑。

当你处于不安的状态时，你可能会觉得自己被隔离或封闭了，可能表现为身体上的紧张和痛苦，以及精神上无法做出决定、无法专注等，也可能觉得自己无力承受所面对的一切，甚至会冷漠地面对原本喜爱的人、地方或事物。

哪种定义最贴近现在的你？你现在的状态更多的是平和，还是不安？

## 关于乐观者的真相

回想我认识的那些真正乐观的人，他们都是习惯以平和的心态看待生活的人，他们都有一个共同的信仰。

他们每个人都将积极乐观当作日常训练。他们持续不断地训练大脑去观察、感觉和体验积极的事物。他们从不刻意做积极的事，只是不断地培养积极的心态。当他们发现自己远离积极的事物时，他们会停下来，深呼吸，让自己重新回到正确的方向。

## 谁不愿意拥有“随它去吧”的释然？

你会发现从不安的状态转向平和的状态需要一点时间。然而大多数情况下，这个转化过程经常会持续不断地出现在生活中。这让我想起了自己的那个早晨。我身在其中，虽然精力不充沛但心态也不是狂乱的，当然更不是平和的。我的确做了很多事情，可是理想中源源不断的创意依旧没有出现。

我需要做一个选择。

我是应该花点时间去留意和敲击我的身心（选择平和），还是像往常一样，被压力和肾上腺素推动着度过接下来的时间（选择不安）？

在我发现敲击之前，老实说，我从未意识到自己总是生活在焦躁不安中。在这一点上，单单意识到这个问题是没有任何帮助的。毕竟，如果我只是注意到自己在不安中度过了一天，却没有办法改变这一点，那么即使我意识到问题也毫无用处，而这反而容易成为不安的另一个原因。

现在请思考下面这个问题：

你是否曾被告知“冷静下来”或“别为小事担心”？（此类信息到处都是且非常引人注目。）

谁不愿意拥有“随它去吧”的释然？如果这很容易实践，那我们早就这样做了。

当我们听到这些信息的时候，大多数人不管是从内心还是口头上都会回答：“说起来容易做起来难……”选择平和时的内心斗争是大脑固有的消极偏见的结果。至于为什么说起来容易做起来难，其背后有着生物学方面的原因，我们将在明天（第 2 天）的课程中谈论这个问题。但是现在，你只需要知道，你不是唯一内心挣扎着去寻找平和的人！

## 能让我们追求平和的，只有我们自己

直到开始敲击，我才开始感知经历的价值所在。敲击可以快速改变我的生理状态、心理状态及情感体验，让我发现不安才是那个慌乱早晨的始作俑者。就像很多事情一样，感知是一种技能，要想学好它，我们必须练习。即便是现在，我也无法做到完美，这就是为什么直到午餐时间，我才意识到为什么一点肾上腺素的增加便能引导我度过不安的晨间时光。

让我们诚实一些。尽管意识到早晨偏离了预先设想的航向很容易使人产生不安，但是就像大多数人一样，我知道如何因“失去”的早晨而巧妙地鞭策自己。不过我有个更好的选择，那就是敲击。我接受这个糟糕的早晨，停下来，深呼吸，通过敲击来改变我的体验。

在我们实践并体验它的力量之前，首先我们需要了解一个核心文化理念，它将对我们的选择产生深远的影响。是停下来、深呼吸，让自己走向平和，还是让自己随波逐流于日常不安的潮汐中?

想象一下你理想中的完美早晨。相信你可以描绘出来，对吧?

清晨的阳光和煦温暖。当你醒来时，你发现自己得到了足够的休息，精力充沛，容光焕发。你做了一些瑜伽体式（为什么看别人做总觉得很简单?）；冥想（吟唱）；用绿色果汁开始你的早晨，抑或是茶或咖啡（借着月光采下的有机产品价廉物美！）。你洗完澡，穿好衣服，享受完健康的早餐（无论今年的流行食谱是什么），然后进入很久以来过得最充实、最高效的一天。

令人惊讶和备受鼓舞的是，当一天结束的时候，你发现早晨的一系列活动会改变你的生活。你会告诉自己，如果每天早上都是这样的状态，你的身心和生活将会有所改变。

只是有一个问题，每天的早晨不可能以完全相同的方式开始。有些早晨，你的状态并不好。有些阴郁的早晨，家里的咖啡喝完了，狗狗也生病了。或者是某个早晨，你再也不想喝那些绿色的果汁！

接下来会发生什么事情呢？

这里有一个更深层次的挑战，一个可能让我们停滞不前的信念，就是我们对外部世界的文化关注。当我们想象一个完美早晨的时候，我们首先关注的是阳光，首先想去做的是简单且重要的事情，而不是我们需要去做的重要事务。

我们幻想的早晨必须是完美的，而且必须要做一些别人也认为是很愉悦、很享受的事情。在强调成就和生产力的文化环境中，这是一种可以被理解的偏见。毕竟，我们总是被告知要“冷静下来”，总是被要求在更短的时间内完成更多的事情。当我们想象一个完美早晨的时候，我们总是首先开始想象我们要做些什么，周围的世界是什么样的。我们相信这些外在因素能够体现出我们是如何盼望去感受平和、感恩、活力、满足、快乐等积极感受的。

我总是把注意力集中在电子邮件上，就像被野兽抓住了一样。每当我的早晨很糟糕时，我总是习惯于责备自己检查邮件的习惯，因为它打乱了我例行公事的顺序。诚然，查收电子邮件并不是最好的唤醒方式。花 10 分钟进行敲击冥想，放下一切陪女儿玩耍，然后安静地读会儿书，这才是开启新的一天更加平和与明智的方式。现实是，我确实需要优先查收邮件。只是有的时候我实在是太累了，注意力无法集中。

我们需要停止强迫自己或对方做得更多、更快。我相信这是真的，我也知道这不是答案。少做一些，或者只是少做一些不能让我们感到满足的事，并不能保证我们真的能渐渐走向平和。

请仔细思考一下。

你有没有想过，在经历了漫长的一周后有这么一天，你本可以彻底放松、重新找到年轻的感觉，可是当它真正到来的时候，无论你如何使尽浑身解数都无法让自己放松。虽然你做了最初设想的活动，但结果却并不像你想象的那样。

这是因为平和是一种纯粹的内在状态。当我们全身心地活在当下时，平和就已经存在了。除了我们，没有任何东西、任何地方或环境能给我们带来平和。换言之，能让我们追求平和的，只有我们自己。

这让我想到一个简单的练习，它可以让我开心地过完一天。

我停了下来。

我开始注意到底发生了什么（来自让人不安的地方）。

我深吸一口气，开始敲击。

当我们花时间去深呼吸和敲击时，我们释放了压力（实际上是通过降低体内的压力荷尔蒙和皮质醇的水平），然后将自己重新定位到一个平和的状态。从这之后，各种各样的魔法和奇迹都出现了。

## 人人都有点亮生命的时刻！

我曾亲眼目睹成千上万的人在敲击过程中出现了令人难以置信的时刻。这是人们将自己的力量集结起来去改变他们体验的时刻。就像一个巨大的灯泡突然亮起来，他们体验到了我第一次敲击时的体会。我们可以用这个令人难以置信的方法来改变自己的感受，而这个简单的操作方法就掌控在你自己的手中。通过它，你可以改变自身状态，改变一切。

从一个时刻到另一个时刻，你可以走向平和，远离不安；走向健康，远离痛苦和不适；走向爱，远离冲突和动荡，甚至创伤。

有些人很快就有了这个点亮生命的时刻。

然而对大多数人来说，这需要时间和反复敲击。现在我想问的是，你是否愿意相信，相信自己也有这种能力来改变你的白天与黑夜，进而是你的一周。

先是每隔一小会儿敲击一次，然后每天敲击一次，如此反复，敲走不同程度的不安和不适，进而体验到更深刻、更持久的平静感。从那之后，在开阔的、自愿的、平和之处，在没有束缚的情况下，你将展现出最完美的自己，你将享受最美好的生活。

## 第 1 天　挑战最完美的自己：平和练习

现在加入我们的第一个挑战吧！

每天早晨，你要注意你是用哪种状态开始新的一天，是平和还是不安。无论是在最开始的 5 分钟还是 1 个小时，你都要停下来留意自己的精神状态和身体感受。

然后用 5 分钟的敲击来释放你所有的不安。

随着时间的一天天流逝，让我们一起见证这个看似简单的过程是如何改变了你的感受。你是否觉得内心更加平静？是否觉得对你的孩子更有耐心？是否觉得做事更有效率？在早晨堵车的时候，你是不是没有那么焦虑了？你现在有可以扭转财务状况的创意吗？你现在选择了更健康的食物吗？注意你日常生活中的这些变化。

从现在开始运用敲击冥想。第1天的敲击冥想：敲散恐慌，回归平静。见附录第249页，你在有任何相关感受时，都可以回到这一步。

首先，打开你的日历，决定什么时候是你完成这段旅程的第2天。明天，后天，还是三天后？选择一天并把它添加到你的日程中。不要跳过这一步，现在就做出选择。

第2天，你会了解大脑思维是如何被固化的，你可以用敲击来重新平衡它，让它与你产生最大的共鸣，帮助你展现最完美的自我。不要跳过它，这是我们在整个旅程中都会提到的一个关键概念，你会发现自己的大脑完全可以胜任这些工作……

## 第 2 天

# 别让“天生消极”毁了你

克罗格（Grog）和托尔（Thor）坐在他们的洞穴旁边。

你知道克罗格，你的祖先。你能认出他，因为你们的鼻子长得都一样。他正在耐心地陪伴着他的朋友托尔。就在这时，在离他们住处不远的地方，他们听到了剑齿虎的声音。

克罗格说：“Ughr all ogg ogg ralf woomr。”对了，你并不懂穴居人的语言，那么请允许我给你翻译一下。

“我真的很怕那只老虎。听起来它的体型很大，正向我们走来。”

托尔一边玩着他的拇指，一边双腿盘坐沉思，说：“大兄弟，没什么可担心的！阳光灿烂，我们已经发现了火种和一些基本工具，还有如此奢华的洞穴，请享受生活的喜悦吧！”

克罗格紧张地四处张望。老虎的声音越来越近，而且动作相当迅猛。

“托尔，我想去地势更高的地方。我们待在这个地方就会成为老虎的美餐，我觉得我们对付不了这个家伙。”

“克罗格，你太消极了！你总觉得事情会出错，总想‘挪到更高的地方’或者担心很多事情。你要明白，你的这种态度是得不到你想要的东西的！”

克罗格感觉老虎正在步步逼近，于是迅速地跑向老虎无法攀爬的高地。最后，他绝望地朝托尔大喊：“快跑！求你了！”

但是托尔仍然无动于衷，继续他平和的冥想。

紧接着，他被一只远古时代体型最大的剑齿虎一口吞下。

好吧，至少看起来，托尔在去世前是很开心的。

与克罗格一起幸存的，还有他的基因。或许是消极、悲观和谨慎的态度让他活了下来。

托尔消失了，他的“乐观”基因也随之而去。

就这样，“乐观”基因一次又一次地消失，“悲观”基因一次又一次地保留下来……

就这样，人类大脑慢慢进化，我们称之为“消极偏见”的东西紧紧地依附着我们的生命。

## 大脑患上了“纸老虎妄想症”

昨天我们关注了平和与不安，并开始用敲击来获得一种新的体验。

你是否思考过，为什么我们会做出这些举动？为什么我们总是与幸福、平和、满足之间隔着一些东西？

为什么选择不安比选择平和要容易得多？

大多数时候，我们大脑的“默认”设置似乎就是消极和不安……没错，很大程度上的确如此。至于我们的自我保护行为，就像克罗格和拯救他生命的“消极偏见”一样，是因为大脑进化到首先对事情做最坏的假设的程度了。里克·汉森（Rick Hanson）博士在《硬件幸福》（*Hardwiring Happiness*）一书中，针对这个概念做了详细解释：

> 通常我们的祖先会犯以下两种错误：
>
> 1. 认为灌木丛中有一只老虎，实际上没有。
>
> 2. 认为灌木丛中没有老虎，实际上有一只。

第一个错误的代价是会产生不必要的焦虑，而第二个错误的代价是死亡。因此，我们为了避免犯第二个错误（导致死亡），逐渐进化为不断犯第一个错误的机制。

一般来说，大脑的“默认”设置总是高估风险、低估机会，同时低估了可以应对风险与把握机会的资源。通常我们会通过证实的确存在风险信息来坚定大脑的“默认”信念，并且忽略或拒绝那些积极的信息。杏仁体（中脑一个杏仁状的部分，与身体的“压力反应”紧密相关）某些区域的主要功能就是预防人类忽视恐惧不安，尤其是在童年阶段。最终，我们被那些实际上比想象中更小或更容易应对的风险所威胁，忽略了那些比预想中更有可能实现的机会。事实上，我们的大脑更倾向于患上“纸老虎妄想症”。

我们中的大多数人都有这样的感受和经历：当我们收到一封语气不当、语意不明确的电子邮件或一条短信时，我们会立刻想到一些负面的结果。比如我们接到一个电话，有人含糊地说："嘿，你有时间吗？我们需要谈谈。"

对于我们大多数人来说，假设最坏的情况只需要一两秒钟。如果没有思考，我们的大脑会把"我们需要谈谈"转换成"发生了不好的事"。同样，尽管我们刚刚收到的电子邮件或短信所表达的信息并不清楚，但我们依旧会默认情况是糟糕的。即便消息传达得不够清楚，但我们默认它是否定的、消极的。比如，它是伤人的或带有侮辱性的。

然后我们会感到不安、愤怒和悲伤，这些负面情绪会强化我们保护自己免受（另一种）攻击的需求。在尚未考虑到这个人可能是因为匆忙而没有仔细编辑文字信息时，我们已经准备好撤退或以攻击作为回应。

我们的大脑已经在千百万年的进化中形成了这样的机制，这个过程是如此自然而然，以至于不曾被我们察觉。

当你这么思考的时候，这是相当极端的。人类大脑的确如此，它默认的消极情绪就像一张强大的滤片，可以轻松而迅速地改变我们的人生体验。

## 减少想象，你会更快乐

有时候，消极偏见甚至更微妙、更难察觉。例如，我在第一天课程中分享的那个不太顺利的早晨，我的消极偏见可能看起来像是我无法决定和控制自己的早晨，即使我不喜欢它们带来的感觉。

通常我们会不知不觉地放任这些决定。

"你打算怎么办？"我们问自己。

"这就是生活。"当拿着待办事项清单时，我们会这样告诉自己。

虽然我们经常对周围的外部世界有着有限的控制，但这些反应有时会促使我们降低期望。在我们没有意识到的细微之处，我们会给大脑中的消极偏见一些发展空间。

畅销书作家布琳·布朗（Brene Brown）总结道："我们认为，如果我们能通过减少想象来战胜弱点，那我们遭受到的痛苦会少很多。"

在研究中，我们也看到了类似的结果。心理学家丹尼尔·卡尼曼（Daniel Kahneman）在他获得诺贝尔经济学奖的项目中表明，大多数人会为了避免损失而做得更多，而不是从相同的收获中获益。在亲密关系中，我们通常需要至少五个积极的互动来平衡每一个消极的影响。为了让人们顺利地走向成功，他们通常需要至少三个积极的时刻去抵消一个消极的时刻。

我认为，这些数字实际上可能比研究显示的比例还要高。要知道，我的书在亚马逊上的1个负面评论就能很容易地压倒100个正面评论。如果读者不点击那些正面评论，真的会被那些以偏概全的负面评论所影响。

为了让自己能在生活中顺利发展，人们通常需要积极的时刻，而且这种积极时刻与消极时刻的比例至少是3∶1。那我们如何才能扭转这种消极偏见，用每天都可操作的简单方式来塑造最完美的自我，成就最成功的人生呢？

你需要从培养简单的意识开始做起。在这之前，你首先需要了解自己的大脑究竟是如何工作的。克服消极的第一步是意识到大脑的消极偏见。这种基本理解鼓励我们把积极作为一种实践，而不是一种属性或个性特征。

变得积极乐观将成为一项我们每天要去有意识地磨炼的技能。

## 第 2 天　挑战最完美的自己：跟消极说“不”

那么，我们应该如何在生活中引入积极训练呢？

在一日复一日、一周又一周的锻炼基础上，我们应该学会重新规划大脑，让自己在紧急情况下依然能够清楚地识别和接受积极的态度，而不是像托尔一样，被老虎很快地吞噬。

首先，让我们通过简单的观察来认识消极时刻吧！从这些小事开始，比如未表述清楚的电子邮件或短信。大脑天生的偏见会让你做出最坏的打算，会引导你的判断，让你做出指责等举动。从今天开始，尝试注意大脑被消极偏见激活的时刻。记住，这是我们所有人都会经历的一种自然反应，所以没有必要为此责备自己或感到羞愧。你不需要为此感到担心或紧张，你只需要注意它。一旦你注意到大脑在工作中的消极偏见，就停下来问问自己：这是我大脑中的消极偏见吗？

是的，它就是消极偏见。你可以跟它打个招呼，介绍一下你自己，我们会在接下来的日子里用这种意识来建立新的意识流。

一定要花时间去尝试第 2 天的敲击冥想：体会正能量。它可以帮助你调整原始大脑，让它去注意和重视积极的东西，详见附录第 252 页。

你已经为选择平和创造了一个重要的基础！现在，预测一下自己什么时候能够完成第 3 天的课程。打开你的日历，承诺一个日子，将它填入你的日程表。

在第 3 天的课程中，你会看到团队的力量以及它是如何改变了你。即便是那些常被朋友、家人和同事包围着的人，也会对此感到惊讶。

# 第 3 天
# 享受孤独只是一种借口

每天 8 个拥抱。

这是来自洛夫博士（Dr. Love），又名保罗·扎克（Paul J. Zak）博士的处方，用以提高我们的催产素水平（催产素也被称为“拥抱荷尔蒙”）。

催产素分泌在大脑和血液中，它能帮助我们感受到那些向往的美好：沟通、爱和真挚的情感。催产素也与分娩和养育有关，因为它涉及母乳喂养，以及新生儿与父母之间的感情联系。催产素水平较高的人往往更快乐。不过这里有一个限制条件：人体内的催产素只有在受到外界刺激后才能增加。自然条件下，人体的催产素水平基本为零。因此，要想持续产生催产素并享受它所带来的积极情绪，我们必须要做些事情来启动这个过程，这就是每天 8 个拥抱。我们知道，不论是拥抱别人还是接受别人的拥抱，都能刺激你体内催产素的分泌，这也是拥抱之感如此美妙的原因之一。当然，拥抱并没有限定于只是拥抱你的爱人，你可以拥抱任何你想要拥抱的人。

然而即便大多数人都意识到沟通的积极力量，但是每天接踵而至的繁忙事务却让我们忘记了一件事：我们生来就能从一个简单的拥抱中获得快乐。

如果每天凑不够 8 个拥抱，你也可以通过看一部扣人心弦的情感电影，和朋友健身、唱歌或跳舞来提高催产素水平。这些行为和拥抱一样，是能够让你“感受到美好”的替代方案，毕竟每天 8 个拥抱的方案有些难以实现。

这个原理也同样适用于我们对团体的内在需求。众所周知，在某种程度上，我们天生需要与人联系，但是我们并没有将这些有意义的联系作为每天的优先事项。

今天我们来看看如何给生活带来更多的日常交流和沟通，同时也为你的这次旅行制造更高的催产素水平。首先，让我们先来了解一下它的对立面：孤独，对你的影响。

## 我们都是刺猬

你过去是否留意，孤独是如何像藤蔓一样肆意地生长并迅速压倒你所有的感受的？

盖伊·温奇（Guy Winch）在某一年的生日时就有这样的经历。那是他在纽约（New York）攻读研究生的第一年，当时他与他的孪生兄弟相隔千里，隔海相望。这是他们第一次分开，遥远的距离让他们都感到很痛苦。

因为盖伊和他的兄弟经济拮据，而且国际电话费用十分昂贵（当时既没有手机，也没有可以免费视频通话的 Skype），所以他们通常每周只通话 5 分钟。在他们生日那天，为了庆祝这个特殊的日子，他们决定将通话时间延长至 10 分钟。

生日那天早上，盖伊在他狭小的公寓里踱来踱去，等待着电话铃声的响起。几分钟过去了，电话没有动静。几个小时过去了，电话依然没有响起。霎时间，他悲伤得不能自已。他想，或许他的兄弟在家人和朋友的陪伴下度过了一个快乐的生日，一点都不想念他。

第二天早上，盖伊起床后又检查了一遍电话，发现电话机竟然没有放好，也许是昨天他在公寓里来回走动的时候不小心碰到了。他把电话放回原位，几秒钟后，电话铃响了。是他的兄弟打来的电话，他抱怨在过去的 24 小时里一直没能打通电话。

盖伊解释了昨天发生的事情，但他的兄弟却不以为然。他说，如果盖伊真的想找自己聊天，为什么不直接拿起电话打过来呢？那一刻，盖伊不知道该如何回答兄弟的问话。事实上，他从未想过主动做一些能迅速减轻孤独感的事情，譬如拨通自己一直在等待着的电话。

正如盖伊在 TED 演讲中所言 ：“为什么我们需要练习情感上的自我急救？”直到后来盖伊才意识到那天发生了什么。在此之前，他每天都被人群包围着，他从未意识到自己其实一直处于孤独的状态。

我喜欢这个故事，因为它是对孤独感的深刻描述。一旦故事开始，孤独就像一个破裂的镜头，扭曲了我们对周围一切事物的看法。

你是否记得，过去某一刻，当你被孤独淹没的时候，你周围的人和事放大了你的孤独？

“孤独”常被理解为独自一人，但也可以被理解为情感上的孤独或孤立。有时候，我们即便被朋友和家人包围着，也依然能感觉到情感上的孤独。

一旦孤独占据了生活，我们常常就会无法积极行事。我们深陷孤独，以至于开始与自己作对。我们开始认定人们并不关心自己，即使他们是真的关心我们。我们也会说服自己，告诉自己已经不受欢迎。当我们被爱我们的人包围着时，我们依旧确信自己与他们毫无关联。

对于盖伊而言，在他生日的时候，他被孤独感吞噬了。但他从未想到最简单的解决办法就是拨出号码给他的兄弟打电话。他独自一人一整天都待在狭小的公寓里，这是多么不可思议的一件事。更令人难以置信的是，他根本没有注意到电话没有放好。

然而我们大多数人都有过这样的经历：我们深感孤独，甚至孤独得无法思考。在孤独之中，我们开始远离身边的人和事，远离我们的生活。我们看不到眼前的一切，也失去了把握那些唾手可得的机遇的能力。

## 越孤僻，越孤独

我们如此强烈地与孤独抗争的理由之一，是因为人类是社会性的动物，天生需要社交。诚然，沟通与交流是如此重要。事实上，已经有研究证明持续的孤独感会使人的寿命缩短14%。

黑猩猩是灵长类动物中与人类最相似的动物，从某种程度上说，它们相互捉虱子等卫生习惯正是为了确保自己与其他黑猩猩有足够的联系。相对而言，我们人类却逐渐把自己孤立在电脑前和办公室的隔间里，“黏”在数码产品和电视上，这些都提升了我们的孤独感（毕竟拥抱手机与拥抱人的感觉是不一样的）。

当我们开始这 21 天的旅程时，将团体与社会关系融入日常生活中是非常重要的一环。当感觉到自己与外界联系的时候，我们会更容易采取积极的行动，包括克服那些限制我们的旧的思维模式等。

这让我想起最近发生的一件事。几个月前，我们开始了一项家庭挑战。为了克服季节性的缺乏运动，我们建立了一个在线排行榜，通过漂亮的新型计步器统计我们每天行走的步数。

这项挑战的结果令人欣喜。这场挑战的胜利者没有奖品，所以赢得比赛显得尤为重要，所有人都觉得这个活动很有趣。除了追踪步数，我们还不断交换小组信息，相互开玩笑，给彼此加油打气。

在良性的竞争环境下，我们都想成为第一名，彼此间的联系也越来越紧密。这比颁发奖品更有意义，而且我们也随之变得更有活力。

下面给大家分享一则小组挑战中我最喜欢的趣事：有一天，我的哥哥亚历克斯（Alex）突然开始更新他的步数统计。在这之前，他的数据已经在每周步数挑战榜上空白了好几天。自从他的步数再次更新在我们共享的排行榜后，一旦数字超过了妹妹杰茜卡（Jessica）的，杰茜卡就会立刻跳上跑步机，比平时多跑 45 分钟。紧接着亚历克斯为了超过杰茜卡也会走更多的步数……这很有趣，既是娱乐也是交流。他们一边笑着一边开着玩笑，健康的竞争让他们互动了起来。

挑战的有趣之处在于它是如何改变了我们的态度，进而改变了我们的行为。

正因为我们创建了步数排行小组，所以即便是寒冷的雨天，我们也依旧有动力去锻炼。这样一个带有鼓励性的社交团体见证了改变的奇迹：它增加了你的能量，让你更有动力做出应有的改变。

## 社交效果最大化

在某些情况下，与身边的每个人拥抱的确会让人尴尬。上面已经提到，拥抱可以提高人体内的催产素水平，那么，除了拥抱，我们怎样才能最大限度地从社交激发的催产素中获益呢？

显然，这个问题的答案因人而异。在洛夫博士与同事进行的一项非正式实验中，他们找到了线索。洛夫博士先从朋友那里采集了血样，然后让朋友带着智能手机在房间里独自待了10分钟。这期间，他的朋友被指示全程与人进行网络互动。10分钟后，洛夫博士立刻采集了朋友的另一份血液样本。

实验期间，洛夫博士的朋友主要和素未谋面的人进行交流，结果表明，他体内的催产素水平增加了13.2%，皮质醇水平下降了10.8%。有趣的是，这位朋友表示，经过10分钟的网络互动后，他觉得非常开心，身体也产生了显著的积极反应。正如洛夫博士所说，“对大脑来说，网络上的交流和与人面对面的交流是类似的”。

换句话说，网络上的交流可能会被大脑以几乎同样的方式解读为面对面交流，比如拥抱。这就可以解释，为何脸书（Facebook）能够拥有超过四亿的用户，而且有相当一部分人每天都会多次刷新他们的页面。在没有意识到大脑的这一认知的情况下，他们用登录社交平台体验催产素带来的刺激，从而感受到愉悦。

其他研究也有类似发现。例如，一项研究发现，拥有牢固友谊的人很少生病，即使与朋友相隔甚远。另一项澳大利亚的研究发现，拥有更大社交圈的人往往活得更久，即使那些朋友并没有住在他们附近。

当然，在创建社交，提高催产素和幸福感的时候，并不是所有社交媒体都能产生积极的效果。有时候社交媒体也会产生负面影响，例如我们会变得爱与他人攀比，或被消极的态度和消息影响。因此你只有过滤新闻，远离消极情绪，才能让社交最大限度地发挥积极作用。

面对面地交流同样重要。然而我们每天满满当当的日程安排妨碍了我们的面对面交流。为了适应现代生活，我们应当在不减少社会接触的同时，将社交媒体的效果最大化。

这些年来，我已经注意到一些社交媒体团体有多么强大。在我们组织的私人脸书群组的在线项目中，这些团体快速生成积极效应和鼓励效应的速度之快让我们感到惊讶。我想之所以有如此神奇的效果，是因为这些团体成员有着同样的方向，所以他们能够自然地构建具有支撑力和凝聚力的社交团体，为共同的目标和意愿创造积极的动力。

这些积极的结果让人欢欣鼓舞，惊叹不已！

请思考这个问题：如果你感觉自己与一个志同道合的团体有了联系并得到鼓励，你会采取什么积极行动呢？你会更加频繁地进行敲击吗？你的拖延症会得到改善吗？你是否觉得自己获取了更多能量，或是自然而然地变得更加积极？

## 给予是另一种获得

当然，除了社交媒体，还有很多高效的方法能够帮助我们从人际关系中获取能量。研究表明，我们对社会交际的需求不仅是天生的，而且是具有指向性的。“长寿工程”是目前为止历史上对长寿研究最久、工程量最大的项目。该项目研究表明，帮助他人比建立良好的人际关系更有助于延长我们的寿命。

“长寿工程”项目始于1990年，由心理学教授霍华德·弗里德曼（Howard Friedman）和莱斯利·马丁（Leslie Martin）教授发起，由心理学家刘易斯·特曼（Lewis Terman）博士和他的研究团队进行数据收集。

为了研究智能领导力中的社会因素，1921年，特曼博士在旧金山（San Francisco）选择了1528名11岁儿童参加一项长期研究。他和团队成员对孩子们的父母进行了采访，研究了他们的玩耍习惯、生活方式、人格特征等，每5～10年进行一次采访。1965年，特曼博士去世，这项工作继续进行（这要归功于他的继任者）。其继任者沿用特曼博士的采访方式，对年龄不断增长的参与者继续进行研究。

1990年，当弗里德曼教授和马丁教授开始研究这些将近70年的数据时，他们意识到特曼博士的数据同时也讲述了一个关于长寿的重要故事。在梳理数据的时候，他们发现最长寿的参与者一直在致力于帮助他人。与其他社会习惯相比，帮助他人似乎更有助于长寿。

仔细回想，这个发现似乎是有道理的。

不知你是否注意到帮助别人的感觉很奇妙，这种感觉不只存在于帮助别人的那一刻，当你回想起来的时候，内心依然会有所触动。

这是一种难以名状的感觉，也是我如此享受工作的原因。我每天都致力于帮助成千上万的人。这种感觉太美妙了！我所分享的东西也激发了我自己对生活习惯（包括早晨）做出积极改变的意识，这样的我才能更好地帮助更多的人。

我们已经看到团体对个人长期健康的重要性，接下来让我们学习如何在这段旅程中利用这些能量。

## 第 3 天　挑战最完美的自己：你从来不是一个人

准备好让自己感受更多的支持与亲密了吗？是时候采取行动了！今天以及在未来的日子里，开始注意那些能让你与别人进行有效沟通的诀窍吧！

因为人际关系（我们在之后的课程中会讲到）就像一份工作，你可以从简单的、日常的沟通方式开始。例如：

关注一些简单的、帮助别人的方法，然后留意帮助他们会让你有什么样的感觉。

给那些志同道合的朋友打电话、发邮件或者发短信。

召集一群想阅读本书的人，一起经历这段敲击之旅。

最后，加入最棒的在线读者群！

受洛夫博士的启发，我决定进行小实验。这是我第一次为读者提供免费的、私人的脸书群组。这是一个私人网络空间，你可以联系与你一样致力于展现最完美自我的伙伴。所以，快来加入我们吧，看看你能通过与团体的联系获得多少力量！

这个群组是免费的，也是完全保密的，其他网友无法进入，所以你可以大胆地分享自己的想法、理想和挑战，这可能正是你所需要的一个群组！点击 www.thetappingsolution.com/manifesting。

第 3 天的敲击冥想：放下孤独，继续前行。详见附录第 256 页。

你计划什么时候完成这段旅程的第 4 天？选择一天并把它添至日程表中。

重要提示：有些人会发现某些天会给他们带来很多意想不到的东西，尤其是在敲击的时候。如果你有类似体会，可以将接下来的课程推迟进行。21 天内完成所有课程并不是一件容易的事，重要的是，你要用心读完这本书。这需要足够的耐心，需要你根据自己的体验安排进度和时间。但不管怎样，一定要把它提上日程。

第 4 天是很重要的一天，是我们寻找你内心真实想法的一天，更是你通过敲击来观察、接受和改变它的一天。

### 小插曲

为什么你要踏上这段旅程？

我想告诉你……如果你不相信自己具有成为最完美自我的潜能，你就不会出现在这里。

你可以做到，你正在这样做。请继续前进！

我曾与世界各地的很多人合作，通过敲击，他们的生活发生了令人难以置信的巨变。

所以，请你坚持敲击。

如果不进行敲击，你也同样会享受这段旅程，但你不会得到那么显著的效果……

持续敲击，继续阅读。

我们还有庞大的清理工作要完成。

你做得很好！

# 第 4 天
# 拥抱真事实，还我真面目

“如果要打扫房子，你必须先看到灰尘。”

这个回答让我醍醐灌顶。它是如此简单，却又如此深刻。

这是我第一次采访露易丝·海（Louise Hay）时，她给我的回答。

2013 年，在圣地亚哥一个晴朗的秋天，我第一次与露易丝共同出镜。当时她已出版了畅销书《生命的重建》（*You Can Heal Your Life*），也是海氏出版集团的创始人。这个采访让我既兴奋又紧张。

她像往常一样和蔼可亲、热情好客；当然，也一如既往地给人以启迪。她需要回答的，正是我多年来不断遇到的问题。当我要求人们针对目前正在发生的事（也就是事实）进行敲击时，他们经常坦言，自己并不想面对正在发生的事情，尤其是这些“消极”的经历。他们说，相对而言，他们更愿意敲击积极、肯定的事情。

我问露易丝为什么我们要先关注事实，作为一名积极思考和与自我肯定的先驱者，她是这样回答的：

> 如果你要打扫房子，你必须先看到灰尘。如果你要清洗餐具，你必须先看到污渍。如此一来，你就能做很多积极的、肯定的事情。

我已经把这个简单而深刻的智慧分享给千千万万的听众了。数不清有多少次，当我读到露易丝的回答时，我听到听众们的惊叹，我震惊于他们的后知后觉，也震惊于他们从未意识到生活里的“污点”。

和很多人一样，这些观众已经习惯于避免接触情感和精神上的“污点”。他们被告知要“坚持到底”，并且“在做到之前，一直假装能够做到”，要“克服困难，继续前进”，要“保持积极”，同时“忽略消极”。

在几十年的积极关注和不懈努力后，他们终究会发现，自己已被越来越多的情感和精神上的“污点”包围。事实上，随着时间的推移，当这些“污点”开始压倒他们的生活时，他们环顾四周，才突然注意到财务周转已经出现了问题，人际关系也支离破碎。他们在工作中迷茫着、痛苦着，他们每天都身体力行地与生活搏斗。

你可以称它为“事实”，也可以称它为“正在发生的事”。在某种程度上，无论你怎么称呼它，你要意识到否定和逃避情感与精神上的“污点”才是事实，是需要耗费大量精力的事实，而这个否定和逃避的过程让人筋疲力尽却达不到预期的效果。

然而通过敲击，你可以改变这个过程。敲击就是露易丝所说的“打扫”，也是露易丝在 86 岁高龄接受采访时提到的方法。

通过敲击一直藏匿在我们情感和精神上的"污点"，我们可以发现并将其清理干净。当我们想要变成最完美的自我时，我们的意念和能力可以让我们从平和开始起航，进而创造最理想的生活。

今天，我们向前迈出了重要的一步。我们将用敲击来说出事实。从今天开始，你将会正视自己的"污点"，并最终将它清除。

## 你的杯子满了吗?

一位研究东方宗教的外国学者前来拜访禅宗大师南隐（Nan-in），向禅宗请教一些问题。然而他并没有选择聆听大师的教诲，而是大谈特谈自己的想法，并说他所知道的一切都是真理。

过了一会儿，南隐大师给学者上了茶。他开始往学者的杯子里倒茶，杯子满了，他却没有停。很快，茶水洒在杯垫上，流到学者的裤子上。终于，学者问："你没看到杯子已经满了吗？不要再加水了！"

"就像你所说的。"南隐大师答道："你就像这个杯子，充满了自己的想法，还希望我能告诉你什么呢？除非你再给我一个空杯子。"

当你考虑说出真相时，你的杯子里装的是什么？

你确信真相不会带来任何好处吗？

你的真实体验是否过于消极、强烈或复杂？

譬如，假设你一整天都在努力变得积极，却因为所谓的"失败"（其实你只是没有一直保持积极向上的状态）而自责不已，其实你此时的行为就是在给自己的杯子填满无法面对、无法改变事实的信念。

事实上，强迫自己建立积极的情绪和信念是不可靠的。这种方法不仅难以奏效，而且随着时间的推移，它还会增加你情感和精神上的“污点”。

在你开始面对事实、接受“污点”前，首先需要注意你杯子里装的是什么东西，这很重要，因为情绪和信仰会阻止你说出真相。只有在平和的状态下，我们才能全身心地放松，才能更好地享受简单生活。然而，事与愿违的是，我们常常拒绝开始这个清理过程。

这是为什么呢？

## 接受脆弱，哪怕只有一点点

如果承认自己已经厌烦了用以养家糊口的工作，会发生什么呢？

如果承认自己在人际关系中感到孤独，会发生什么呢？

如果承认自己的身体总是在不经意间做出最真实的反应，会发生什么呢？

最具有挑战性的事，不是正视事实，而是这个过程会让我们认识到自己是多么的脆弱。当我们关注当下的经历，关注那些正在发生的事，我们很容易被愤怒、羞愧、恐惧和悲伤等令人不安的情绪淹没，这些也是我们大多数人需要学着去控制和压制的主要情绪。

你是否曾经因为发脾气而受到处罚，或是在悲伤时被贴上“敏感”的标签？很多人在年少时就已经学会如何避免强烈的、阴郁的情绪。每当我们感受到这些情绪的时候，总会第一时间将它们赶走。

不幸的是，与否定正在发生的事情一样，驱散这些强烈的情绪并不能让它们彻底消失。这些情绪会一直伴随着我们，而我们情感和精神上的“污点”也会随之而增多，久而久之，我们的生活变得黯淡无光。

通过敲击，我们可以倒空杯子，摘下布满灰尘的眼镜清除那些“污点”；我们可以感受到自己内心的全部情绪，然后释放它们；我们可以擦掉“污点”，带着更加纯净、清爽的内心，重新开始。

而这个改变，首先需要你接受自己是脆弱的，哪怕只有一点点。

## 那个在台上哭的家伙

首先，坦诚地说，无论在什么场合发生下述事件，我都会觉得有些尴尬。那就是，有时我会在台上哭泣。

我会泪眼婆娑，尤其当我讲到“敲击疗法基金会”在我的家乡康涅狄格州纽镇（Newtown Connecticut，桑迪胡克校园枪击案案发地点）帮助幸存者的时候。

我对着镜头哭泣，镜头后面有成千上万的观众。诚然，我觉得很不舒服，但我还是那样做了。我无法控制自己，因为那才是真正的我，而哭泣是我当时最真实的感情流露。

当我在镜头前哭泣时，人们走向我，感谢我展现出了自己脆弱的一面。通过我的分享，他们觉得自己的情感得到了共鸣。这种感觉很奇妙。我意识到，即便面对的是成千上万名素未谋面的陌生人，我也能够展现脆弱并得到支持。

尽管如此，我还是不喜欢它！

即使被关心和支持自己的人包围着，我也不想回忆起自己是如何在舞台上流泪的。这让我有点不舒服（我相信有一部分节目编排的就是“男人不会哭”之类的内容）。然而，当这一切结束的时候，我发现自我脆弱的流露帮助了自己和其他人（而且我知道，我需要通过更多的敲击让自己能够在台上真情流露！哈哈！）。

我分享这件事，就是想让大家知道，当你只局限在自己的世界里的时候，你会感到脆弱，这是很正常的现象。在多年甚至几十年间，我们会发现这种脆弱其实就是软弱，所以我们总是拒绝面对现实，我们宁愿用掩饰真相来抵制自己的脆弱。我们试着加快步伐、继续前进，从来没有给自己发现“污点”的机会，更没有机会去清理它们。

如果这让你觉得不舒服，你可以将这种不适感当作一颗北极星，告诉自己你正在朝着正确的方向前进。与其抗拒它，不如进入这种不舒服的状态，并相信在你前进和释放它的过程中，敲击会让你更加平和，同时也会收获更多的支持。

## 每个人的生活都有“污点”

我们先做一个缓和情绪的敲击练习，这样可以让你在更舒适的状态下面对事实。是的，这次我们不再等到章节末尾再进行敲击，而是现在就开始敲击，它将帮助我们探索这一章的剩余部分。

首先，当你专注于当下的事情时，请留意你的精神和身体感受。

你现在所面对的事实，也许是你感到愤怒、悲伤、孤独或缺爱。你现在所面对的事实，也许意味着你的人际关系、事业发展或身心健康正面临金钱的挑战或崩溃的风险。不论事实是什么，当你密切关注它的时候，请留意它触发了你的哪一种感觉。

当你想说出生活中正在发生的事情时，你是否觉得不安、疼痛或紧张？是否感到焦虑或害怕？在 0 ~ 10 分的范围内，请为你对面对现实的抗拒强度打分，10 分代表极度抗拒。

做三次深呼吸。首先敲击三下手刀点。

手刀点（重复三次）：尽管面对现实让我很不舒服，但我还是深深地、完全地爱着自己并接受自己。

眉毛内侧：这所有的抗拒感____________（填入自己的感受）……

眼睛外侧：我不想看到正在发生的事情……

眼睛下方：我宁愿跳过这部分……

鼻子下方：我想要看到好的一面……

下巴：我不想看到发生了什么……

锁骨：我想跳到一个新的更大的事实……

腋下：我不想面对现实……

头顶：这真的太不舒服了……

眉毛内侧：我对当下的事实感觉很陌生……

眼睛外侧：我不想看它……

眼睛下方：我想躲开它……

鼻子下方：我想把它赶走……

下巴：这是事实……

锁骨：我想抗拒它……

腋下：没关系，慢慢来……

头顶：我能让自己感觉到抗拒……

眉毛内侧：我能感觉到自己有多想逃避现实……

眼睛外侧：我可以让这种抗拒感消失……

眼睛下方：当我想到要面对现实的时候，我可以放松下来……

鼻子下方：我能感到自己身心平静……

下巴：看来现在正在发生的事情是安全的……

锁骨：我现在没那么紧张了……

腋下：要相信面对现实是安全的……

头顶：当我专注于事实的时候，我选择了放松自己……

深呼吸，再次关注你对面对事实的抗拒有多强烈。在 0 ~ 10 分的范围内，给这个抗拒强度打分。持续敲击，直到你的紧张情绪得到缓解和放松。

你可以重复上述过程，根据实际情况添加自己的语言进行敲击。我只是想通过这些练习来引导你将注意力集中在自己的情绪、感受和想法上。

现在我们可以练习着说出自己内心的真实想法。

这个练习有两个目的。首先，它能够帮助你看到自己的真实状态，也就是你情感和精神上的“污点”。其次，它可以帮助你了解自己和生活中最需要注意的方面。

大声朗读下面的提示语，确保在完全朗读完一个句子之后，再开始读下一个句子。

注意：在敲击过程中，任何一个点都有可能出现空虚、麻木或者其他阻挠你说出真相的现象。不要担心，逐个敲击，同时专注于你所感受到的抗拒力。例如，你可以一边说着“我不知道事实到底是什么”，一边进行充分的敲击。敲击将帮助你放松并释放你的紧张和抗拒，这样你就可以更加清楚地了解自己所面对的事实。

事实上，关于我的工作／事业……

事实上，关于我的人际关系……

事实上，我的财务状况……

事实上，我的健康状态……

事实上，我的身体……

事实上，我现在的生活……

事实上，我感觉自己……

当你朗读上述句子的时候，请留意哪句话让你产生的负面反应最强烈。既然我们要进行清理工作，那就从生活中最大的“污点”开始吧。

当你大声朗读的时候，请密切关注自己的身心反应。你的身体感觉如何？你会产生什么样的情绪？给自己感受到的负面情绪强度打分，分值为 0 ～ 10 分，10 分代表最负面的体验感受。

深呼吸三次。首先敲击三下手刀点。

手刀点（重复三次）：尽管________（描述生活中某一方面的现状）对我来说是一种挑战，但我还是爱着自己并认同自己的感受。

眉毛内侧：________（描述生活中某一方面的现状）……

眼睛外侧：这充满了挑战……

眼睛下方：思考这个问题让我很有压力……

鼻子下方：我还是不确定是否要关注这个烂摊子……

下巴：问题太多了……

锁骨：我觉得有些不舒服……

腋下：没关系……

头顶：我可以让自己看到________（生活中某一方面）的真相……

眉毛内侧：我可以看到自己的生活究竟发生了什么……

眼睛外侧：能注意到事实让我有什么样的感觉……

眼睛下方：我感受这些感觉是安全的……

鼻子下方：原来面对事实是安全的……

下巴：我可以感受到这些感觉了……

锁骨：我可以让它们适时地出现……

腋下：我不用赶走它们……

头顶：我能看到________（描述生活中某一方面的现状，如描述我生活中某一方面的“工作”）的真实状态……

眉毛内侧：我能注意到生活中的某个方面发生了什么……

眼睛外侧：我感受到了面对现实是何种感觉……

眼睛下方：然后我可以放手……

鼻子下方：我可以释放这些情绪……

下巴：通过面对现实，我相信……

锁骨：我可以创造新的事实……

腋下：当我面对现实的时候，我是放松的……

头顶：当我面对现实的时候，我觉得心里很踏实……

深呼吸，当你思考生活中某个部分的现状时，注意你的抗拒力有多强烈，在 0 ~ 10 分的范围内给抗拒程度打分。然后持续敲击，直到你得到彻底放松。

有时人们担心面对现状会让自己陷入消极情绪中。我能理解这种担心，但要记住，当我们通过敲击从现实中放松的时候，我们给自己提供了一次清理的机会。一旦你能看到并接受现状（这里的现状特指情感和精神上的“污点”），你就是在为未来清理空间。

## 第 4 天　挑战最完美的自己：说出你的心声

恭喜你开始愿意讲出事实！让我们保持这种状态。

从今天开始，选择一个你想获得提升或改善的生活领域，可以是刚刚进行敲击的某个方面，也可以是其他方面。总之，只专注于生活的某一方面。

每天练习一次，告诉自己关于这方面的现状。可以简单地说："我对自己的健康状况感到沮丧，我觉得它不会好转了。"或者说："我的财务状况一团糟，我打算放弃它们了。"

记住，不安或抗拒事实是再正常不过的现象。随着时间的流逝，需要我们面对的事实被掩埋得越来越深，挖掘它们更需要时间和耐心。在这个过程中，如果有任何一点让你不知所措，请停下来，持续敲击。如果有些让你觉得无力承受，那就把它们暂放一边，或者找一个合格的"情绪释放疗法"从业者来指导你。

如果你想尝试"意外收获：冥想对你大有益处"，请翻到第 312 页。无论何时，这部分敲击都能够让你重新获得安全感和平静感。

记住，不要强迫自己刻意"调整"任何东西。你的目标是在面对事实的时候觉得舒服。

只要你直面事实，说出并接受它，那么随着时间的推移，糟糕的事情就会慢慢好转。

我们已经完成了第 4 天的敲击冥想。在开始第 5 天的冥想之前，你要学会接受现实，拥抱自己。第 4 天的敲击冥想：接受现实，拥抱自己（详见附录第 259 页）。

第 5 天，我们将在敲击中加入全新的、充满活力的元素——快乐，并将其带入日常体验，进一步练习平和。

你计划什么时候完成第 5 天的敲击课程？选择一天并将它添加到你的日程表中。快乐正在等着你！

# 第 5 天
# 不必推迟你的满足感

珠穆朗玛峰，海拔 8844.43 米，是地球上海拔最高的山峰。

众所周知，通往峰顶的路上充满了不可预知的危险，对攀登者的身体、心理和情感是极大的挑战。几乎每一位成功登顶并安全返回的攀登者都有一段很长的故事。今天，我只关注其中三位。

这三位登山者都曾成功地登顶珠穆朗玛峰，并且每一位都在山顶经历了截然不同的身心体验。

一位登山者说，她最近两年一直期待自己有朝一日能够成功登顶。她曾无数次想象自己站在最高峰峰顶，那时自己将会是地球上最幸运的人。当这一刻真的到来时，她感到全身心地放松和愉悦。然而这种轻松感转瞬即逝，取而代之的是想立刻下山的念头。珠穆朗玛峰的温度和天气状况变幻莫测，能否在适宜的天气条件下下山是关乎生死的事情。因此，在峰顶做短暂停留后，第一位登山者和她的团队开始下山。

第二位登山者曾有两次机会差点就登上珠穆朗玛峰的顶峰，但直到第三次才顺利登顶。终于，他如愿以偿地登上世界最高峰。他既兴奋又紧张。他需要为资助他攀登的人们录一段视频或者拍张照片。由于温度太低，团队所携带的摄像机被冻住，他们在冰天雪地里等了三个小时才遇到带着相机的登山者。在峰顶上拍好团队照后，他们立刻开始下山。

与前两位登山者不同的是，第三位登山者是带着惊叹和敬畏的心态站在最高峰峰顶的。这是一个他从未经历过的时刻，他为自己所在之处而震惊。他静静地站着，尽情欣赏眼前的景色，回味一路走来的点点滴滴。

思考一下这三种体验。虽然前两位登山者在登顶后做出了不同的举动，但他们更关注生存问题。只有第三位登山者选择停下来去庆祝、享受这一刻。尽管这三位登山者完成了同样的壮举，但每个人在峰顶的心境却各不相同。

当你面对某种“胜利”的时候，你会有何举动？当你完成一项任务或度过充满挑战的一天或一周时，你会有何感受？你会为自己喝彩，还是会立刻转向下一个任务？

## 心中的“珠穆朗玛峰”

当然，现实生活中很少有人想去攀登珠穆朗玛峰，因为单单是这件事的准备工作就足以让人倍感压力和害怕。

然而，有时我们需要去攀登人生中的“珠穆朗玛峰”。在生活、财务、家庭、工作之间周旋忙碌的我们，无论想要做什么，都认为只有突破耐力的挑战才能度过一天或一周。

今天我们将用一种简单有力的方法来打破这种想法。这是一种特殊的敲击方法，能够让我们汇聚精神力量来做一些我们天生并不擅长的事情，即庆祝胜利。无论这个胜利是大是小，是不朽还是平凡。

在第 2 天的课程中，我们已经了解到大脑天生自带消极情绪。大脑在漫长的进化过程中，习惯通过关注威胁、忽略机会来保证自身的安全。久而久之，原始大脑默认处于高度戒备的状态，它鼓励我们像谨慎的克罗格而非平和的托尔那样，因为这样可以避免人类像托尔一样无视危险，以至于最后成为老虎的腹中餐。换言之，我们的大脑会将每天的挑战看作是攀登精神和情感上的“珠穆朗玛峰”。问题是，我们曾经面临的源源不断的危险，比如剑齿虎的威胁，已经远离现在的我们。

现在我们需要面对的是人际关系、财务压力、交通堵塞、每周七天二十四小时无间断的媒体轰炸、应接不暇的电子邮件和短信等。虽然这些事情很重要，但它们很少会威胁到我们的生存。不幸的是，原始大脑并不理解这一点。当我们冲向可能会迟到的会议室时，原始大脑仍然在心理和身体上调控着我们去躲避“老虎”。这种对压力根深蒂固的过度反应会迅速影响我们的身体，我们会心跳加速、冒虚汗；我们的思考能力会被限制，部分思考如何解决问题的能力会丧失。随之而来的就是，我们会在路上和电梯中焦急地数着秒数，争分夺秒地冲向会议室。

在这个环节，原始大脑已经接管了所有工作。它会不断地增强不安的情绪，并阻止我们意识到开会迟到并不是一个严重威胁。

那么，我们应该如何重新“编程”原始大脑才能让它减少不必要的消极，享受更加平和、积极的时刻呢？

通常情况下，登山队员要耗时 40 天才能爬上珠穆朗玛峰。如果天气恶劣的话，攀登可能需要更长的时间。在此过程中，身体要承受极端温度、缺氧以及任何潜在的致命的挑战。

登山运动使人在身体、精神和情感上都会有大量消耗。因此在到达山顶之前，登山者需要在不同的营地休息并重新适应环境。据登山者回忆，他们除了忍受冷风和严寒，还要面对精神上的焦虑情绪和身体上的痛苦。

现在想象自己正在攀登“珠穆朗玛峰”，你需要在周末达到“峰顶”。在攀登过程中，你需要在几个营地做短暂停留？

当你到达第一个营地时，你会怎么做？你会停下来，挥舞手臂并大声呼喊“哇，我们做到了！”，还是会立刻专注于接下来的挑战？

## 克扣快乐的代价

如果我们不刻意训练大脑去关注和庆祝每一个我们到达营地的时刻，我们就不会在到达峰顶的那一刻感到欣喜。也就是说，如果我们没有停下来为日常生活中的简单胜利喝彩，我们就会陷入过度的压力和不安之中，从而无法享受更大的胜利。

如果我们不庆祝小小的胜利，我们就不会那么快乐。

三位登山者的故事就是一个鲜活的例子。在经历了数年的登顶尝试后，第一位攀登者由于太过于忧虑能否安全下山而无法享受这梦寐以求的快乐时刻。第二位登山者同样被分散了注意力，他的不安来自他急于向资助者证明自己，因为这关乎他下山后如何生存。

从本质上讲，这两名登山者都是带着不安的情绪出发，然后登上最高山峰的，所以当他们面对最终胜利的时候做出了极其相似的反应。

当然，他们的反应没有对错之分，而且他们的行为是完全可以理解的。到达顶峰之前，他们经历了巨大的身体、心理和情感的压力。出于各方面的原因，他们一直被困在生存模式中。或许这就是他们无法在峰顶享受成功时刻的原因。

正如我们在克罗格的故事中看到的，即使我们不会去攀登珠穆朗玛峰，也要意识到危险并对它们做出反应，还要提醒自己：大脑的默认设置总是倾向于作最坏的打算。通常原始大脑会说服你吝啬于快乐，同时让你过度沉溺于忧虑、不安和压力中。长此以往，我们会耗费大量的精神和情感资源，从而忽视进一步发展的机会。请记住：剥夺短暂的、日常生活中的快乐会让我们失去到达终点时的愉悦。

## 进步再微小，也值得庆祝

当第三位登山者站在世界最高峰顶端的时候，他心无旁骛，陶醉于美景中，为自己这一令人难以置信的历程和壮举而狂欢，此时的他已被喜悦之情淹没。那我们如何才能把大脑训练得像第三位登山者呢？

这种改变听起来简单，但是当大脑和身体陷入不安的时候，试图强迫自己去达到平和、快乐的状态几乎是不可能实现的。想让自己感受到更多的平和、快乐，首先就要训练大脑和身体去关注并欣赏生活中的每个小小的胜利。也就是说，每到达一个“营地”，你都应该学着去欣赏和享受那里的风景，学着去庆祝漫长旅程中小小的胜利。

诚然，通往“营地”的道路可能崎岖不平，步履维艰。这是一次极具挑战的旅程，途中也许会有冻伤或其他无法预知的挑战，而这些坎坷正是我们要庆祝每一次胜利的理由。

你的生活将会遇到各种问题。也许你会说：“总不能每解决一个问题都要庆祝一次吧？”但是，如果我们学着庆祝自己取得的进步，而无论进步的大小，会发生什么呢？

接下来，我们将学习如何利用敲击来实现这一点。

回想一下，你每天都收获了什么样的“胜利”？

对于坚持敲击到第 5 天的初学者来说，这本身就是一种胜利（请接受我的隔空祝贺和拥抱）！当然，你不太可能去爬珠穆朗玛峰，这意味着你被冻伤的可能性几乎为零。这是第二个胜利！仔细回忆一下，最近你遇到了哪些好事？例如，今天你敲击了吗？如果有，这又是一个胜利！

早睡早起是否让你的状态更好了？太棒了！

堵车的时候，你是否比往常冷静了一些？做得好！

你对孩子、爱人或同事更有耐心了吗？

现在，请你回忆过去几天或一周的生活，留意自己经历的所有的胜利，无论大小。在纸上或是你的脑海里，列出其中三个：

我的第一个胜利是：________________。

我的第二个胜利是：________________。

我的第三个胜利是：________________。

我们将结合你的胜利清单做一些积极的敲击。积极的敲击不仅可以训练大脑和身体关注生活中的每次胜利，而且能够让你感受到因为它们而产生的积极情绪。首先，专注于你的胜利清单，留意你的积极情绪。在 0 ~ 10 分的范围内，给这种积极情绪评分，10 分代表最积极的情绪，譬如快乐的、感恩的、兴奋的等任何你可以想象到的积极感受。

我们要用积极敲击来调动积极情绪，而不是降低压力。这意味着我们的目标是增加主观焦虑的评分指数，即积极情绪指数。举个例子，如果敲击前你的分值是 3 分，那么你的目标是通过积极敲击让这个数值变大，也许是达到 5 分，甚至 8 分。现在让我们开始吧！

深呼吸三次。我们将从敲击三下手刀点开始。

手刀点（重复三次）：虽然我忽视了生活中的美好，但是我现在可以捕捉到它们，并感到快乐和感恩。

眉毛内侧：我________（填入你记忆中的第一次胜利）……

眼睛外侧：太好了！我注意到了这次胜利！

眼睛下方：我也________（填入你记忆中的第二次胜利）……

鼻子下方：注意到胜利的感觉很好！

下巴：我也________（填入你记忆中的第三次胜利）……

锁骨：注意到这一切的感觉真棒！

腋下：我现在感觉良好，这是安全的……

头顶：但庆祝这些小小的胜利还是让我觉得奇怪……

眉毛内侧：大部分时候，我都忽视了它们……

眼睛外侧：现在我能够发现它们了……

眼睛下方：发现它们是积极选择的结果……

鼻子下方：我已经开始留意生活中点滴的胜利了……

下巴：我会庆祝每一个小小的胜利……

锁骨：我感受到了更多的快乐……

腋下：现在我可以停下来感恩每一次胜利……

头顶：尽管有的胜利看似渺小，意义甚微……

眉毛内侧：现在我会停下脚步，关注每一次的胜利……

眼睛外侧：我能感受到它们带给我的快乐……

眼睛下方：我让它们获得了应有意义……

鼻子下方：这种快乐让我很安心……

下巴：原来留意点滴的胜利是让人安心的一件事情……

锁骨：珍惜每天的胜利是可以做到的事情……

腋下：这些胜利让我感受到了快乐……

头顶：现在的我很开心，感恩这一切……

深呼吸，在 0 ~ 10 分的范围内，给自己的积极情绪打分。持续敲击，直到你得到想要的效果。如果敲击任何穴位都无法唤起你的积极情绪，你需要先释放消极情绪，再进行积极敲击。如果发生上述情况，首先暂停积极敲击，然后一边敲击一边问自己一些问题，比如：

为什么这些点滴的胜利不能带给我满足感？

是什么阻碍我感知胜利的喜悦？

一旦你找到答案，就会明白为什么积极敲击没有引起你的共鸣。接下来，尽可能地释放消极情绪、拒绝那些让你分心的事情。当负能量下降，一切准备就绪时，再进行积极敲击。

## 第 5 天　挑战最完美的自己：为每一次进步喝彩

你是否发现，我每天都会祝贺你完成了这一章的敲击？我希望从现在开始，你每天至少做两次这种简单的日常祝贺。停下脚步，思考一下：自己最近在敲击中有哪些突破？

你是否发现，你的大脑每天都可能在某些事情上存在消极倾向？

你是否发现，当你释放压力之后，整个人会更加放松？

这些都是一种胜利！这意味着你在进步，而且每一步都很重要。如果可以，每当你发现一个胜利时，就给自己一分钟的积极敲击作为礼物吧！

随着时间的推移，简单的日常习惯会重新训练你的大脑，让你更加真实地感受到积极情绪。

相信自己，你一直在进步！第 5 天的敲击冥想：积极敲击。详见附录第 262 页。现在，请通过积极敲击来练习给自己灌输更多快乐，让自己看到更多“光明”吧！

不要忘了，在结束第 5 天课程的同时，要将第 6 天的课程加入你的日程表，你可以写上：“今天要开始第 6 天的课程了！是时候去体会身体中的平和到底是什么感觉了！”

## 第 6 天

# 听，你的身体在倾诉

你左手的小拇指正在说什么？请仔细倾听。

你的膝盖里，积郁着哪些消极情绪？请用心感受它们的存在。

你的胃里，堆积着哪些久久不能消散的回忆？你能感觉到它们的存在吗？

以上这些问题可不是在开玩笑。

也许你会纳闷为什么我会问这些奇怪的问题。不要惊讶，我很清楚自己在问什么。因为我知道，你的身体有话要说，有故事要分享，有消息要告诉你。如果你的胃不舒服，请停下手中的事情，关注它。它为什么不舒服？在不适感的背后，隐藏着什么样的情绪？是不安，悲伤，还是焦虑？

现在，深吸一口气，然后慢慢地呼气……在这一呼一吸间，倾听自己的身体。

你的背部感觉如何？它生气了吗？它是在何时、何地因何人、何事而生气？同样地，也请关注你的肩膀。多年来，它们一直背负重担。让你成为它们的听众，让它们和你谈心。

每时每刻，你的身体都在与你对话。你听得到吗？

你的脖子僵硬吗？你能在没有任何疼痛和不适的情况下，用脖子画一个完整的圆吗？为什么做不到？你需要释放什么样的情绪才能轻松地完成这个动作？

和你的大脑对话。它带你去过很多地方，在很多方面指导过你。当你的脑海中反复出现“我不能……”或“我永远不可能……”的念头时，它会有所触动吗？如果有，是什么原因导致的呢？

这些年来，我一次次地向世界各地的听众提出同样的问题，每次人们都能毫不犹豫地说出那些积压在胃里难以消化的事情，堆积在后背未能解决的愤怒，还有藏匿在膝盖里的悲伤，这让他们感到震惊。

一直以来，我们的身体都在和我们对话。今天，就让我们通过敲击来倾听那些身体试图告诉我们的东西。

## 生病？那是来自身体的背叛

你是否有一个总是需要你去容忍、让步的朋友？其实你并不是特别喜欢这个人，有时候甚至是讨厌他，而你之所以会容忍他只是因为他总是围绕在你身边。

这就是大多数人对待自己身体的方式。我们对待自己的身体就像对待那个惹人烦的朋友一样。那个朋友不仅会拖累我们，拖慢我们的步伐，还会让我们受到限制，甚至遭受病痛的折磨。既然如此，我们为什么要听那个朋友的倾诉？久而久之，我们厌倦了那个朋友！我们需要一个新朋友，一个更健康、更快乐、更美妙、更苗条的身体。

也许你听过类似的概念，但此时此刻我要告诉你的是，这个概念是你实现最完美自己的重要部分。你的身体和思想是相互联系的。你的感受、情绪和信念会影响你的身体，反之你的身体也会影响你的感受、情绪和信念。大脑影响身体，身体又反过来影响大脑，大脑和身体就这样循环往复地、无止境地相互影响。

我们从第 4 天开始着重讲述了我们的感觉、生活和真实状态。现在，是时候让我们的身体也加入其中了，毕竟身体是陪伴你一生的"朋友"，也是你最强大、最有力的"发言人"。它吸收了所有东西，如果你不给它"说话"的机会，它就会让你的注意力集中在慢性疼痛、疲劳、睡眠紊乱、消化不良以及更多的不适症状上。

因此，要实现最完美的自己，不是单纯地接受身体，而是要善待它。同时，与身体建立信任关系的第一步就是告诉它你的真实感受。

在你看来，或许生病或残疾是身体背叛你的方式，或许你会责怪它没有变成你想要的样子，没有保持它原来的样子，抑或是你害怕它引发一些过敏症状。

无论你和身体的真实关系是什么状态，现在都是时候要面对它了。

注意：附录中有和每章相对应的敲击冥想。因为部分章节的正文中已包含敲击内容（因为敲击是推动对话正常进行的必要条件），所以当你在阅读这一章的时候，请试着去敲击。如果你在阅读的时候不能敲击，请尝试着通过讨论来思考本章提出的问题。

## 别让坏信念束缚了你

请不假思索地完成下面三个句子：

身体信念 1：我的身体不能 ____________。

身体信念 2：我的身体总是 ____________。

身体信念 3：我的身体将永远无法 ____________。

完成后通读上述三个句子，选择与自己状态最贴切的那个，然后默念或大声说："我相信自己。"根据这句话与现实相符的程度，给出一个 0 ~ 10 分的主观评分。10 分代表这个句子描述的状态跟你的情况百分百地吻合，0 分代表完全不吻合。

在对束缚性信念进行敲击的时候，也许你会萌生减少分值的念头。例如，如果"我的身体虚弱而疲劳"，你对此的评分是 9 分，那么你的目标就是降低这个数字。

做三次深呼吸。我们将从敲击三下手刀点开始。

手刀点（重复三次）：尽管我有这种信念：________（陈述你的信念），但我还是爱着自己，并接受我所有的感受。

眉毛内侧：________（陈述你的信念）……

眼睛外侧：这就是隐藏在你体内的束缚性信念……

眼睛下方：这种感觉很真实……

鼻子下方：________（陈述你的信念）……

下巴：一切是那么真实……

锁骨：这就是我的真实感受……

腋下：这是藏匿在我身体里的真实感受……

头顶：________（陈述你的信念）……

眉毛内侧：这个信念……

眼睛外侧：感觉如此真实……

眼睛下方：它让我觉得自己被限制了……

鼻子下方：不，这不是一种信念，这是事实！

下巴：不，不是……

锁骨：是的，它是一种信念！

腋下：如果我能改变这种信念呢？

头顶：如果我可以试着放手呢？

眉毛内侧：也许这种感觉并不是完全准确……

眼睛外侧：也许这种感觉只是部分正确……

眼睛下方：也许我可以将它完全释放……

鼻子下方：我要开始建立一个新的信念……

下巴：我要让这个旧信念消失……

锁骨：从我身体的每个细胞中消失……

腋下：现在……

头顶：我要让这个旧信念远离自己……

深吸一口气，根据你对这个信念的感受，给出一个0～10分的主观评分，10分代表这个信念很真实。持续敲击，直到出现你想要的结果。

信念往往是根深蒂固的，所以它们的释放和改变通常需要进行几轮的敲击。敲击可以帮助你与束缚性信念之间保持恰当的距离。当你将这种信念视为一种意念而非真理时，你就会发现自己的信念并非总是正确的。这时，你就可以释放那些限制自己的信念，迎接崭新的、更加强大的信念。

## 治愈心灵的一颗糖

上一节我们研究了限制身体的信念，现在让我们来了解那些积极有力的信念是如何影响我们的。

在《信念的力量》（*The Biology of Belief*）一书中，发育生物学家布鲁斯·利普顿（Bruce Lipton）博士讲述了信念是如何从细胞水平上影响身体的。他在书中提到，一些生病的孩子在前去就医的路上会突然康复。在许多案例中，诸如高烧、咳嗽等感冒症状以及胃痛感等会立刻停止，所有这些奇迹般的治愈都发生在患儿到达医生办公室之前。

这只是众多信念影响身体的案例之一，一旦这些孩子动身去看医生，他们就会相信自己马上就要被治愈了。这种信念坚定到可以让身体自动修复并迅速治愈自己。

这种情形类似研究安慰剂效应的案例，病人是被糖丸治愈，这些儿童是被自己体内积极而强大的信念治愈。

如果你的身体充满了积极的信念，你会拥有什么“超能力”？

我们要善于发现身体中积极的方面。它可以是形状完美的小拇指，可以是你灿烂的笑容、爽朗的笑声、悦耳的声音，也可以是你的发色或腿部力量。它是什么并不重要，重要的是你现在开始发现它、专注于它（注意：身体中积极的信念并不一定与束缚性信念有关，你的目标是给自己的身体带来更多的积极能量）。

从现在开始，学会欣赏自己的小拇指、鼻子、歌喉……不论它是什么，请让自己爱上它。在 0 ~ 10 分的范围内，对身体某个部位或属性的积极情绪强度打分，10 分代表非常积极。这次我们的目标依然是取得更高的分值。

深呼吸三次。我们将从敲击三下手刀点开始。

手刀点（重复三次）：我的________（填入积极的身体信念），我真的很喜欢我的身体，现在我要开始欣赏它，并心怀感恩。

眉毛内侧：我的________（填入积极的身体信念）……

眼睛外侧：我的________（填入积极的身体信念）……

眼睛下方：我真的很喜欢它……

鼻子下方：我感恩一切……

下巴：我要用心感受这份爱……

锁骨：我要用心感恩……

腋下：我喜欢它！

头顶：我感恩自己拥有________（填入积极的身体信念）……

眉毛内侧：这是一个亮点！

眼睛外侧：我爱我的身体……

眼睛下方：我的__________（填入积极的身体信念）……

鼻子下方：我真的很喜欢它……

下巴：我所爱的________（填入积极的身体信念）是安全的……

锁骨：喜欢这种_________（填入积极的身体信念）感觉很好、很安心……

腋下：我喜欢这样的自己！

头顶：我对自己的___________（填入积极的身体信念）心存感恩……

眉毛内侧：我要给予它所有的爱……

眼睛外侧：我要给予它所有的感激……

眼睛下方：它是我的_________（填入积极的身体信念）……

鼻子下方：我真的很喜欢它……

下巴：我非常欣赏它……

锁骨：我的____________（填入积极的身体信念）让我感觉很好……

腋下：现在我能触碰到这种感觉……

头顶：我要让这种感觉继续保持……

深深地吸一口气。在 0 ~ 10 分的范围内，再次对身体某个部位或属性的积极情绪强度打分。持续敲击，直到你得到理想的分数。

## 情感调谐：让身体感受到关爱

我们已经学习了与身体有关的消极和积极方面的内容，那么如何才能更好地倾听身体试图要告诉我们的东西呢？

答案就在畅销书作家、医学博士加博尔·马泰（Gabor Mate）的《情感调谐》(*Emotional Attunement*）中。虽然他只探讨了关于养育孩子的调谐，但我认为，在我们与身体的关系中，调谐同样扮演着重要的角色。

马泰对情感调谐的定义是："从字面上看，'情感调谐'是与他人情绪状态的'合拍'。这不仅局限于父母之爱，能够在情绪上调谐的父母，可以通过情感情绪的表达让孩子感到自己被理解、被接受。这种情感调谐是心智化层面上的爱，它可以作为一个有效的渠道，让还不会讲话的孩子感受到自己被足够的关注着、被深深地关爱着。"

把你的大脑想象成"父母"，而你的身体则是"孩子"。因此，我们也可以这样定义"情感调谐"：

> 从字面上看，"情感调谐"是情绪反应与身体反应的"合拍"，指身体对你的经历、情绪和信念所产生的信号和反馈能否被理解、接受以及完全释放，是思维层面的能力。调谐作为一种有效方式，能让身体感受到自己被足够的关爱。同样，为了更好地成长，身体也会帮助自己达到最完美的状态。

我们如何借助"情感调谐"让自己更适应身体呢？马泰解释说，

没有完美的方法来练习或证明调谐，调谐是一个“微妙的过程……深深的本能……当父母感到压力、沮丧或分心的时候，很容易失衡”。

如果将大脑看作“父母”，我们就不难理解自己为什么总是与身体出现“摩擦”了。我们常常因为那些必须要做的事情而感到心烦意乱，也因此没有时间去静下心聆听身体试图表达的内容。

通过敲击，我们可以释放压力、安抚大脑，同时发现并聆听身体的倾诉。记住，不要让自己的敲击变得费力或严肃。

不管结果如何，请尽可能地让敲击过程轻松而有趣！你可以一边敲击，一边和你的左手小拇指聊天，或者问问你的肚脐今天感觉如何。随着时间的推移，当你将情绪和压力都释放出去时，你会更容易听到身体的倾诉。

我亲眼见证过敲击在疗愈身体慢性疾病方面令人难以置信的效果，并将其整理出版。如果你患有慢性疼痛疾病，请翻阅《轻疗愈3：敲除疼痛》(*The Tapping Solution for Pain Relief*)，相信你会在这本书中找到治愈自己的方式。

## 第6天　挑战最完美的自己：身体在向你发出信号

在接下来的几天里，我们要面对的挑战是将你的身体带进这段旅程。从今天开始，准备接受旅程中可能出现的各种情形。无论何时，请留意并倾听你的身体在诉说什么。罗马不是一天建成的，在敲击的过程中，你需要不断地练习与身体对话，才能听到它在说什么。

我并不是要求你立即用敲击来释放那些限制身体的信念，或是本周就成为自己身体的好朋友。现在，我只要求你留意自己的身体在表达什么，你需要主动去聆听身体发出的信息。

在早晨或睡前，在你开始敲击之前，检查一下你的身体。从精神上对身体进行扫描，同时注意自己的感受。更多相关信息见本书附录。

我们即将开始第 7 天的课程。

在第 7 天的课程中，我会带领大家学习两个至关重要的实践方法，它们能让你更加轻松地完成自我调谐。

### 小插曲

第一周快接近尾声了，你真棒！

现在我想告诉你一个小秘密。

这段旅程的终极目标不是要你成为最完美的自己，而是教你摆脱那些长期以来阻碍你成为最完美自己的“障碍”。

为什么呢？因为你已经实现了最完美的自己。

通过这段旅程，你将清理和释放堆积已久的“障碍”，充分展现出最完美的自己。

你已经取得了很大的进步，请坚持下去！

# 第 7 天
# 生活需要仪式感

篮球巨星迈克尔·乔丹（Michael Jordan）在 NBA 职业生涯中，一直在球服下穿着北卡罗来纳大学篮球校队的短裤。

美国的开国元勋本杰明·富兰克林（Benjamin Franklin），作为著名的作家、印刷商、政治理论家、共济会官员、邮政局长、科学家、发明家、公民活动家、政治家、外交家，他的头像被印在面值 50 美元的纸币上。虽然富兰克林的工作涉及多个领域，但他每天都遵循着完全一样的时间表。

韦德·博格斯（Wade Boggs）是波士顿红袜队（Boston Red Sox）的三垒手。每天清晨，他都会在同一时间醒来。在训练之前，他会吃一些鸡胸肉。训练内容通常是先接获 117 个球，在早晨 5点 17 分进行击球练习，在 7 点 17 分进行冲刺跑训练。

仪式感是一种有效的解压方式。巴西的一项研究发现，公式化的仪式感能够提高人们解决譬如戒烟、哮喘等特殊问题的成功率。例如玛雅·安吉罗（Maya Angelou）博士，她是一位高产的作家，在创作的时候她会租一个普通的、没有过多装饰的酒店房间。纵观历史，很多成功人士都会选择用仪式感来培养轻松、平和的心态，进而在职业生涯中取得不凡的成绩。

顾名思义，仪式就是例行在同一时间、同一地点重复地做同样的事情。而重复是仪式的重要伙伴，只要这两者协调一致就能帮助你更好、更积极地前行。

现在，我们即将完成这段旅程的第一周，让我们总结并审视目前已取得的进展，同时看一看这两个“R”（Ritual：仪式；Repeat：重复）是如何帮助我们继续前进的。

## 不同的食谱，同样的美味

仪式感的奇妙之处在于它可以个性化制订。也许有些人会觉得像韦德·博格斯和玛雅·安吉罗的仪式有些复杂，不要为此而担心，我们可以从简单的仪式中获得同样积极的效果。就像不同的食谱也能做出同样美味的苹果派一样，我们每个人都能发现最适合自己的仪式。

属于自己的仪式可以很简单：每天清晨醒来后，制订当天的计划，然后敲击几分钟。这个简单的小仪式，可以改变一天、一周，甚至一个月的情绪状态。

你在生活中会使用什么仪式？选择一个曾经采用或者正在进行的仪式，将它重新调整或改造，然后通过敲击将它的积极影响最大化。

你也可以重新为自己制订一个新的仪式，例如睡前做些敲击让自己的睡眠更加舒适。你将会如何利用仪式来抚慰生活中的“痛点”，并在这个过程中协助自己挑战最完美的自我？

## 重复的力量

在第1天，我分享了自己最有效的早间仪式：开始工作前先独处一段时间，读一些鼓舞人心的文字。

尽管我一直在学习如何更好地坚持早间仪式，但我发现自己偶尔还是想要拒绝遵循仪式。即便是在敲击的时候，我也会在心里说：“我不喜欢被约束。”我喜欢跟着感觉随性而为，我喜欢无拘无束。

事实上，给生活增加点仪式可以让你尽快地从一团糟的状态中解脱出来，过上你期待的生活。

当你的脑海中跳出类似“这些流程会把我逼疯”的想法时，请记住，你才是最终做出选择的人，一切都在你的掌控之中。只有形成最适合自己的仪式，才能给你的生活带来源源不断的灵感和快乐。

而另一个“R”，即重复，也是我多年来经常使用的工具。我相信不断地重复能帮助我成为更完美的自我。

譬如，对我而言，当我反复听读我喜欢的作品时，反复就是最有力的工具。

韦恩·戴尔（Wayne Dyer）是我最喜爱的作家，他的作品让我受益匪浅。2015年8月，戴尔去世，作为他的忠实读者，我只能通过反复听读他的作品来抚慰内心的悲痛。曾经有一段时间，我不断地听他的有声读物，他的言论也激发我产生了一些新的见解和想法。我沉浸其中，从他关于爱与和平的观点中得到宽慰。同时我也注意到，多年来反复听读的这些材料已经潜移默化地改变了我。在他的触动下，我写了首诗，内容是关于戴尔、戴尔的生活以及他的作品对我的影响。

几天后，我在数千人面前朗诵了这首诗，并在网上分享了它。

回顾这首诗的创作历程，可以说是一场不可思议的治愈：我再次聆听他的作品，在不断地重复听读之后开始写作和阅读，并分享了我从中迸发的灵感（这首诗的网址是 https：//www.facebook.com/nortner/videos/426226317567415/）。

现在你理解了重复的力量，请回想一下第一周的旅程，你想重复其中的哪一天？让我们一起回顾一下。

## 第 1 天　在不安中混乱，或在平和中幸福？

为了更好地踏上这段旅程，我们需要先审视一下自己每天的状态。每天面对千头万绪的生活和工作时，我们应该用哪种心态去思考呢？是平和还是不安？

在这个过程中，我们研究了大脑形成不安情绪的原因和方式，了解了平和的真实状态和感觉；我们关注了那些选择平和、拥有积极情绪的人所做的日常练习；同时，我们也利用敲击体会了更多的平和。

第 1 天　挑战最完美的自己：平和练习（第 11 页）

第 1 天　敲击冥想：敲散恐慌，回归平静（第 249 页）

## 第2天 别让“天生消极”毁了你

还记得克罗格和托尔吗？他们在山洞边休息，但是其中一个人成为老虎的腹中餐，还记得是哪个人吗？他为什么会被吃掉？

通过这个故事，我们了解了大脑的消极偏见，了解了敲击背后的科学依据，探究了敲击是如何通过与身体及原始大脑的沟通来平衡我们的消极偏见。

第2天 挑战最完美的自己：跟消极说“不”（第18页）

第2天 敲击冥想：体会正能量（第252页）

## 第3天 享受孤独只是一种借口

身处人潮之中，你是否仍觉孤独？

这一天，我们看到孤独是如何影响我们，以及人际交往是如何帮助我们在日常生活中获得更多的成就感。我们也了解了洛夫博士的研究和他发现的克服孤独的妙方。

第3天 挑战最完美的自己：你从来不是一个人（第27页）

第3天 敲击冥想：放下孤独，继续前行（第256页）

## 第4天 拥抱真事实，还我真面目

这一天，我们诚实地审视了我们的生活，看到了我们曾经不敢面对的“污点”。我们清理“污点”并开始重塑最完美的自我。对许多人而言，他们将在这一天得到前所未有的体验，也为后续的旅程打下重要基础。

第4天 挑战最完美的自己：说出你的心声（第40页）

第4天 敲击冥想：接受现实，拥抱自己（第259页）

## 第 5 天　不必推迟你的满足感

还记得三名登山者的故事吗？他们先后登上珠穆朗玛峰，但每个人都有不同的体验。哪位攀登者的思想感情最能让你产生共鸣？

这一天，我们开始更多地关注我们在生活中获得了多少快乐，并利用敲击来寻找更多的机会来庆祝生活中每一次的小小胜利。

第 5 天　挑战最完美的自己：为每一次进步喝彩（第 50 页）

第 5 天　敲击冥想：积极敲击（第 262 页）

## 第 6 天　听，你的身体在倾诉

你的后腰想告诉你什么？（不要担心，我们还没到最后一步！）

这一天，我们观察了身体是如何与我们交流的，并利用敲击来调整它诉说的内容。我们也了解了那些限制身体的信念，同时开始练习培养关于身体的积极信念与情绪。

第 6 天　挑战最完美的自己：身体在向你发出信号（第 60 页）

第 6 天　敲击冥想：调整身体节奏（第 264 页）

## 第 7 天　挑战最完美的自己：获取双“R”工具

从今天开始，你的挑战是将两个“R”加入工具箱中。

你是否已经将敲击列为每天的仪式？

尝试并找出适合自己的仪式。这个仪式也许会花 60 秒、5 分钟，甚至更长时间。

不管你的仪式是什么，请坚持每天都去做。

至于第二个“R”：重复，先从上面列出的六天中选择一天进行重复。你将会在重复中体验不一样的感受，收获更深的见解以及更彻底的自我释放。

仪式。

重复。

将这两个强大的工具加入你的旅程，让它们引导你走向最完美的自我。

请确保完成第 7 天的敲击冥想：平和与耐心。更多相关信息见附录第 268 页。

恭喜你！你已经完成了这段旅程的第一周。每一个新的日子，都意味着你更靠近平和。

如果你觉得自己需要更多的时间来完成第一周的敲击，那就去做吧。在这个旅程中，我们不需要用很快的速度去完成，关键是你要坚持下去，用最好的状态完成这本书。现在要确认自己已经把第 8 天提上了日程。想想看，当你读完这本书的时候，你将会收获无与伦比的体验，那种坚持到底的成就感、自豪感！你已经开始慢慢拥有它们了！

在第 8 天，你将会放远目光。请准备投入到一个深度放松和治愈的过程中吧。

# 第 2 周

## 完美的人，从来就懂得释放情绪

THE TAPPING SOLUTION
FOR MANIFESTING YOUR GREATEST SELF

深受 25 年膝关节疼痛困扰的波比，在释放了暴虐父亲带给她的心理阴影后，最终重拾健康的身躯；韦恩在抛妻弃子的父亲坟前大骂了 2 个小时，却因一句“我原谅你”，生平第一次感觉自己充满了力量。丢掉沉重的情绪负担，你将展现出最完美的自己。

# 第 8 天
# 寻找身边的小确幸

想象一下，在一个美好的清晨，自己短暂地醒来，然后又沉沉地睡去。好像冥冥之中有什么东西在指引着你，又好像是宇宙或是其他什么，在你耳边低语：

你是光，你是爱，我将与你共同创造最充实的生活。你的使命是，将爱和魔法分享给你今天遇到的所有人。如果你愿意接受这个使命，你需要去发现那些被人们所忽略的生活中的美好，在别人未发现的时候，去传播和分享爱。现在就出发，跟随内心去寻找身边的小确幸吧！

几秒钟后，你睁开双眼。

这些话语在你的脑海中回荡：

我有一个使命。我的任务是传播梦想、魔法、美丽、爱、创造力、快乐和知识。

你起身坐在床上。此时此刻，你的状态比最近任何一段时间都要好，你的身体得到了充分的休息，你的内心归于平静，你可以活力满满地迎接新的一天。就这样，你每天都知道自己的目标，始终铭记你身负使命，你是爱，你是光，你是快乐。更重要的是，你已经准备好将它们分享给大家。

从那一刻起，你感觉如何？你需要遵守日程安排，也许还有空余时间可以自由安排，也许还要面对交通堵塞、账单以及各种必须履行的义务，虽然时间紧张，但你在践行使命的时候并未感受到压力，因为你的内心接受并认可了这个使命。刚刚肩负这个使命的你，感觉如何？你的日常生活感觉还和从前一样吗？你是否有不一样的体验？

在过去的七天里，我们一直在练习摆脱压力、选择平和、远离恐慌。今天，我们要后退一步去看看更宏伟的旅程，将实现最完美的自我设立为新的梦想。

## 点亮愿景，从“心”出发

现在你的激情和目标已经被神圣的使命点燃。请告诉我：你心中最完美的自己是什么样子？请放松，你并不需要去定义或想象最完美的自我的每个细节（事实上也很少有人能做到）。在这段旅程中，我们的重中之重更多的是沉浸在梦想和期待中！

现在，是时候去想象人生的各种可能性了。让我们看看，作为最完美自我的一天会有什么样的体验。

为了做到这一点，我们首先需要把注意力集中到自己身上。想象一下，当你成为最完美自我的时候，你最想要感受的是什么。

例如，你想在人际关系中获得更多的理解吗？

你想在经济上得到更多的安全感吗？

你希望身体更轻盈自在吗？

你希望在工作中迸发更多的灵感吗？

你希望自己的精神生活更充实吗？

如果你下定决心要成就最完美的自我，请专注于你想要的感觉，而不是你想要完成的事情。如果你心里已经有了明确的目标，不要担心，当你以平和的心态出发并朝着这些目标努力的时候，它们就会变成可以助你一臂之力的路标。无论你的收入、年龄、体型、人际关系处于何种状态，你都可以成为最完美的自我。事实上，你想要的任何具体的结果都可能源于成为最完美的自我这一目标，而非其他目标。

这段旅程的重点是成为最完美的自我。从这个目标出发，你能够用平和的心态去做你想做的事情。

请允许我再重复一遍：这段旅程的首要目标是找到自己存在的状态，这关乎你如何展现自己。一旦你开始展现出最完美的自己，你就可以创造并实现任何与成就最完美的自我相一致的目标。

准备好了吗？

行动之前，先成为它。

我知道，让你优先考虑如何在生活中展现自己会让你感到尴尬和茫然。尤其当你惊慌失措地达到你想要完成的目标时，不论你的目标是更高的薪水、更健康的身体，抑或是更融洽的人际关系，你都会感到沮丧。然而，正是在不断蜕变的过程中，你塑造了最完美的自我。

行动之前，先成为它。这个概念对我们来说并不陌生，但我们并不懂得如何去实践。现在，让我们先来探索情绪是如何影响了我们的状态。

## 从“想成为”到“成为”只需一步

我们的生活方式以及我们在生活中如何展现自我，与我们每时每刻的感觉密切相关。例如，如果你走进一场让你压力倍增的会议（这种压力来自内心的恐慌），你很有可能将经历一段消极的时光。你的恐慌会让你更容易发现同事的缺点。同时，你也会感到不耐烦，你一分一秒地数着时间，盼望会议早点结束。在这种情况下，你不太可能发表有创造性的想法或是积极地加入讨论。

不管你做了什么，会议可能永远都不会让你感到兴奋。但如果你的状态很放松（这种放松来自内心的平和），你将会有截然不同的体验。也许你会与同事有更多的交流并积极地参与讨论，那些可能让你烦恼的事情也不再那么烦人，而且你也能更好地获取和整合新的信息。

换句话说，你在工作中的表现与自己的状态息息相关。通过敲击可以改变你的精神状态和情绪，从而让你更快、更容易地完成工作，更能表现出最完美的自我。

这可以归纳为：

通过改变感知模式来改变你的状态。

为了改变你的生活状态，我们首先来比较你的理想感受与真实感受之间的不同。

我希望感觉到______(填入你的感受)。

在过去的几天里，我们一直尝试说出事实。现在，坦言事实再次成为我们的出发点。不要过度思考，请用特定的情绪（比如愤怒、沮丧、恐惧、兴奋、喜爱等）来完成这些句子，避免使用模棱两可的词语，比如还好、还行和一般等。

大多数时候，我感觉我的身体______(填入你的感受)。

大多数时候，我感觉我的人际关系______(填入你的感受)。

大多数时候，我感觉我的家庭______(填入你的感受)。

大多数时候，我感觉我的朋友______(填入你的感受)。

大多数时候，我感觉我的经济状况______(填入你的感受)。

大多数时候，我感觉我的工作______(填入你的感受)。

大多数时候，我感觉我的生活______(填入你的感受)。

深呼吸，用心去思考你在这段旅途中想要感受什么。记住，避免过度思考，避免使用模棱两可的词语，尽可能多地完成下列句子：

我希望我的身体感受到______（填入你想要体验的感受）。

我希望我在人际关系中感受到______（填入你想要体验的感受）。

关于家庭，我希望我感受到______（填入你想要体验的感受）。

关于朋友，我希望我感受到______（填入你想要体验的感受）。

关于经济状况，我希望我感受到______（填入你想要体验的感受）。

关于工作，我希望我感受到______（填入你想要体验的感受）。

关于生活，我希望我感受到______（填入你想要体验的感受）。

如果有的句子让你感到困扰，不要惊慌，先选择其中一个句子，围绕相关问题进行敲击。举个例子，如果你不确定自己希望对家庭有什么样的感受，那就针对这一问题开始敲击，同时问自己："关于家庭，我希望体验什么样的感受？"持续敲击，直到你的思路逐渐清晰。如果敲击之后你还是不知道如何完成这些句子，别担心，我们有足够的时间。继续前进，坚持敲击，相信答案总会到来。

除了敲击，还有一个非常有效的方法：离开座椅，让自己动起来，做一些运动，例如开合跳、散步、瑜伽，去健身房锻炼或者出去跑步。运动不仅可以改变情绪、提高记忆力、激发创造力，还能解决问题、增加能量、改善睡眠，同时也能减缓大脑和身体的衰老。不管你是对挑战最完美的自我这一愿景保持怀疑，还是单纯地感到无聊，请离开座椅，让自己动起来！

## 世界上最可怕的自我暗示就是“我不行”

当我们讨论你现在的感受，憧憬你想如何感受最完美的自我时，我似乎听到你在暗自思考另一个愿景，抑或是在期待内心的另一个旅程。

现在很多人都致力于疗愈自己，改善自己的生活、人际关系、财务和健康，这一行为既有趣又能鼓舞人心。但事实上，这个过程也许有点疲惫或者无聊。

当然，我们想要得到好的结果。我们不需要用更多的技术来提高自己，我们不想被另一种愿景吸引，更不能眼睁睁地看着自己的生活被各种紧急事件和拥挤的日程表吞噬。

你是否在学习过其他书或者课程之后仍然觉得没有成就感？

或许，你已经经历了循序渐进的成功，但你依旧感到沮丧，因为你还没有完成巨大的飞跃。或许，在这一段旅程中，你只是厌倦了去努力改善你的生活。我明白你现在的困惑和迷茫。

你拼尽全力去提升自己，最终却没有得到期望的结果，这让你身心俱疲。不尽如人意的结果不仅让你感到沮丧，同时也成为又一个打击自己的理由。现实的打击会让你跳过冥想或敲击，一味地责备自己。

也许你花了一个月的时间才抵达第 8 天，也许你在默默地责备自己没有比想象中的坚定，而不是祝贺自己重新回到旅途。

是时候通过这段旅程和敲击来创造平和了，你不该因为自己的表现而感到内疚、责备和羞耻。无论你对这段旅程有什么样的抵触感，在我们继续前行、创造你的愿景之前，让我们先进行一些敲击来清理你个人发展中的情绪“石板”。

花一点时间，诚实地告诉自己你对这次旅行的感受。你相信自己能够成为最完美的自己吗？你是否在暗自揣度敲击是否真的适合你？你是否因为害怕再次失望而认为梦想和希望是可怕的？你对那些没有达到预期希望的书籍和课程感到厌烦吗？

如果有，写下你的想法，同时留意你感受到的主要情绪，无论是对个人发展的厌倦，对未能成为最完美的自我的恐惧，对没有努力完成过去计划的悔意，抑或是其他事情。

待你准确了解了自己的情绪之后，在 0 ~ 10 分的范围内给情绪的强度打分。

深呼吸三次。我们将从敲击三下手刀点开始。

手刀点（重复三次）：尽管我对自己的个人发展感到非常的________（填入你感受的情绪），但我现在选择了平和。

眉毛内侧：如此多的________（填入你感受的情绪）……

眼睛外侧：这不是另一个通向内心的旅程……

眼睛下方：没有更多的工作要做……

鼻子下方：我已经厌倦了自我完善……

下巴：我已经厌倦了努力提升自我的生活……

锁骨：所有这些________（填入你感受的情绪）……

腋下：我不确定我是否还有能量进行这段旅程……

头顶：我不确定我是否会成为最完美的自己……

眉毛内侧：我甚至不确定最完美的自我是什么……

眼睛外侧：我不知道最完美的自我到底意味着什么……

眼睛下方：我想感觉不同……

鼻子下方：我想让我的生活与众不同……

下巴：我不知道它是否会发生……

锁骨：我现在感觉到________（填入你感受的情绪）……

腋下：我能完全感觉到它……

头顶：我可以让它走……

眉毛内侧：现在放下________（填入你感受的情绪）……

眼睛外侧：现在把它从我身体里释放出来……

眼睛下方：现在把它从我的脑海中释放出来……

鼻子下方：我现在能感觉到身体的平静……

下巴：我不需要答案……

锁骨：我能感觉到此刻的情绪……

腋下：无论我身在何处，我相信自己是安全的……

头顶：我现在感觉到了平和……

深呼吸，检查你最初感觉到的情绪现在还有多强烈。按 0 ~ 10 分的分值来打分。持续敲击，直到你得到想要的释然状态。

## 愿你找到生命之锚

我们已经清除了这段旅程上的一些阻力，并塑造了一个最完美自我的愿景，让我们回到你的愿景里吧！

大声朗读你写下的关于最完美自我的陈述，注意最吸引你的那种情感，它就是此刻真正召唤你的愿景。例如，也许你渴望在金钱上有安全感，渴望身体上的舒适，渴望在人际关系中得到更多的关爱（当你看到这些情绪时，你也会发现自己在生活中最希望被治愈的痛点）。

当你在不断地朗读一份饱含积极情感的陈述时，注意其中出现的任何阻力。当你想象自己有这种渴望的时候，你的身体是会感到紧张或紧绷，抑或是会有其他情绪出现？你需要留意这种感觉或状态是如何在身体和情感上与你产生了共鸣。

我们大多数人都经历过一些情绪，比如恐惧、焦虑，这与想象积极未来的结果和存在方式一样有趣。为了让你的愿景成为你的锚，最关键的是要留意这些不同形式的阻力，然后利用敲击来释放它们。如果你这样做了，你就能与自己的愿景更加一致。这就是我们接下来要做的。

留意你在体验目标情绪时遇到的阻力，也许它是一种紧张感，也许是一种对失败的恐惧。在 0 ~ 10 分的范围内给你遇到的阻力强度打分。

深呼吸三次。我们将从敲击三下手刀点开始。

手刀点（重复三次）：尽管我在想要________（填入你想要体验的目标感受）时遇到了这种阻力，我也接受了我现在的感受，我选择去感觉平静。

眉毛内侧：这________（描述你感受到的阻力）……

眼睛外侧：我能感觉到它……

眼睛下方：当我想要感知________（填入你想要体验的目标感受）的时候，我感觉到这个感受了……

鼻子下方：这所有的阻力……

下巴：我能感觉到________（描述你感受到的阻力）……

锁骨：它在我的脑海里……

腋下：我能感觉到它在我的身体里……

头顶：这________（描述你感受到的阻力）……

眉毛内侧：当我想要感知________（填入你想要体验的目标感受）的时候，我体验到这个感受了……

眼睛外侧：我不确定自己能否做到……

眼睛下方：我不确定自己是否真的能感受到我想要的感觉……

鼻子下方：我想感受________（填入你想要体验的目标感受）……

下巴：我不确定这是否会发生……

锁骨：即便我觉得不确定，但是没有关系……

腋下：我还是很想感觉________（填入你想要体验的目标感受）……

头顶：现在，我可以放开这个________（描述你感受到的阻力）……

眉毛内侧：我要释放__________（描述你感受到的阻力）……

眼睛外侧：当我想到感觉__________（填入你想要体验的目标感受）时，我可以感受到平和……

眼睛下方：当我想到这种感觉的时候，我可以选择平和……

鼻子下方：我相信这个想法是安全的……

下巴：当我想到感觉__________（填入你想要体验的目标感受）的时候，我感到自己是安全的……

锁骨：当我想到感觉__________（填入你想要体验的目标感受）时，我可以感到平和……

腋下：现在我的身体感受到了平和……

头顶：现在我的心里感受到了平和……

深呼吸。重新感受阻力强度，在 0 ~ 10 分的范围内给它打分。持续敲击，直到你感受到渴望的平和。

对于真正召唤你的每一个目标情绪，你都可以用敲击来释放感受到的任何阻力。如果你需要在这个过程中多次使用敲击来释放阻力，不要担心，这很正常。

## 第 8 天　挑战最完美的自己：下一站目标

还记得宇宙或其他什么在你耳边轻声说“你是光，你是爱”吗？

还记得当你想象新的一天的使命时，那种深植于心的目标和激情吗？

从今天开始，你的挑战是创造并重新体验这种创造。

通过本章的学习，你创立的目标感受就是你的启明灯，它们来自你的内心、你的精神。

从今天开始，你的挑战就是坚持完成这个任务：提醒自己每天早晨要以某种方式去感受。你可以专注于一种目标感受，或者选择不超过三种的目标来支持你在之后的旅程中继续前进。

每天早晨，当你醒来的时候，当你在沐浴的时候，思考你的目标感受，并且把这些想法写下来，放在你的口袋或钱包里。每天都要对自己重复这些想法，尤其是当你觉得与它们不一致或者联系更紧密的时候。

你需要一遍又一遍地关注这些目标感受，直到它们锚定你。它们是你新任务的核心，你应该选择接受它们。

第 8 天的敲击冥想：与意愿贯通。详见附录第 271 页。

请将第 9 天的课程添加到你的日程表中。如果将时间定在第二天感觉太仓促，就承认并接受这种情况，选择一个更适合的日子。

我们正在步入人生旅途的一个重要阶段，请在日历上写下："第 9 天开始了！重要的释放将从今天开始！"

## 第 9 天

# 为什么身体会失控？

假设你的身体里有一个“能量槽”，每天早上醒来的时候，你都是精力满满。每一天，你可以自由支配的能量都是固定的，一旦你超负荷地使用它，你就得等到第二天才能重新启用能量，或者从未来的能量储备中提前透支。

思考一下，如果你知道自己每天的能量只有那么多，你会怎么使用它？当新的一天开始时，你是会小心谨慎地使用能量，还是会大手大脚地让它白白流失？

上述这些问题常常会被我们忽视，等到我们明白其重要性时，往往为时已晚。通常我们只有在感到精神、身体和情感受伤时，才会停下来思考——我的能量都跑到哪里去了？但在那一刻，我们早已筋疲力尽。

我们的身体被掏空，就像热锅上的蚂蚁，我们不堪煎熬却无能为力。

但在其他有着类似行程的日子里，我们却能有不同的经历：我们不会觉得疲惫不堪，反而能够轻松愉快地度过余下的时光。这是为什么？为什么有时我们在一天还没结束的时候就已经感到身心疲乏，有时我们又能轻松自在地度过完整的一天？我们的能量到底去了哪里？

在这个神奇之旅的第一周，我们寻找了让自己变恐慌为平和的方法。从今天开始，我们要回顾过去，去关注我们多年来的生活模式，以及它们是如何影响了我们的日常生活的。

## 身体被掏空？这不过是你的误以为

我们都经历过数百次“那些日子”：早上醒来时觉得自己能量满满，却最终在疲乏中结束了一天；各类琐事烦扰着我们，令我们一时千头万绪；待夜幕降临时，我们早已耗尽全力，浑身酸软，疲惫不堪。

这是为什么？

我们的能量究竟是从哪里流失的？我们又该如何修复这些漏洞呢？

通常情况下，只要我们用心回顾过去，就会发现最大、最常见的漏洞。当直接关注某一情绪或单一问题时，我们往往很难精准地找到这个漏洞的所在，因此，最简单的方法就是从日常生活出发。现在让我们来看一看，能量的流失是如何在一天之中上演的：

清晨，你从睡梦中醒来，心情舒畅，准备开始愉快、高效的一天。可是刚起床不久，你的手机便叮叮作响——那些轻易就能牵动你情绪的人，你的母亲、你的老板、你的前任或你的客户，给你发来了短信或电子邮件。这些信息或邮件让你轻松的心情瞬间消失，取而代之的是满满的压力和不安。于是你反复思考起来：该怎么“完美”地回复他们的信息呢？

俗话说：“一日之计在于晨。”此刻你正处于一天的最佳状态，却忘了之前拟定的日计划和日目标，反而机械性地应对着周围的琐事。

时间过得飞快，一切就像连锁反应一般，你开始无法跟进今天的待办事项，先是开会或约会迟到，然后不得不跳过原本的午间锻炼来弥补早上没有完成的事情。接着，你会把这一天的大部分时间都用来完成某一项任务，这让你忘记了敲击。尽管你花了很大的功夫去努力追赶时间，但你完成的事情少之又少，这给你带来了更多的压力，也导致了更多的能量流失。当一天结束的时候，你已经精疲力竭。你对所爱的人失去了耐心，对烹饪也没了兴趣，所以尽管你曾发誓，为了节省开支要少去餐馆吃饭，最终你还是走进了餐馆。

睡觉前，你感觉这一天过得很失败，而你能做的，就只有希望明天会好一些。这就是前面说的“那些日子”。

像这样的一天，是最让人沮丧的。其实我们大多数人都很清楚，自己的计划是从哪里开始偏离了“轨道”。

我们知道，是那些短信和电子邮件让我们的一天开始“走偏”；我们知道，我们需要改变这种行为模式；我们知道，我们需要阻止他人以特定的方式对待我们；我们知道，这种模式已经持续了数月、数年甚至数十年。尽管明白所有道理，但我们心里都很清楚这样一个事实：不管问题是什么，直到现在，它依旧每天都在发生，且从未被改变！

我们甚至可能模糊地意识到这种模式所产生的多米诺效应。因为它的存在，我们的情绪受到干扰，每天能够完成的事情少之又少。

由于缺乏锻炼，我们轻易地碰倒了第一枚骨牌。接着，一系列连锁反应接踵而来。其余的骨牌依次倒下：我们的身体不再健康活跃；我们忘记了敲击，精神和情绪不再平和；我们开始变得不耐烦、急躁，人际关系开始紧张；我们在恐慌和疲惫时做出选择，财务状况开始混乱……

在《轻疗愈》系列的第一本书中，我曾详细地讲述了下面这些模式：

无须特异功能我就知道，有些事情肯定是你希望改善却毫无进展的；我也能猜到，总有那么几件事，你一而再，再而三地付出努力，却屡战屡败。

你也可能无数次地对自己说：

“唉，老毛病怎么又犯了！”

“我为什么又跟他提那件事？”

“我为什么又吃那种东西？”

“我为什么又没锻炼？”

“我为什么又没钱了？”

“我为什么又灰心丧气（生气、失落、崩溃、焦虑、疲惫）？”

上面说得其实挺委婉，对自己你可能不会这么客气，大多数人都免不了要加上一两个脏字儿！

虽然你有这些负面想法和行为，但是你正在努力改善，然而你想要的结果还是不见踪影，于是难过之外又平添了几分懊丧。不了解自己的惯性模式也就罢了，可事实上你了解，只不过你对它们无能为力。实际上，我们现在的惯性模式形成于 7 岁之前，它们来自父母、老师、社会和朋友的影响。

这些模式运行的时间越长，它们从我们身上攫取的能量就越多。

在重复了很多次之后，这些行为模式也让我们产生了错觉——我们误以为自己无法控制它们何时发生。

幸运的是，敲击可以帮助我们关注并改变这些行为模式，以便收回自己流失的能量。敲击是一种强有力的方法，它影响着我们的潜意识（又称“原始大脑”，是决定我们前进方向的核心），能帮助我们解决漏洞和能量的流失。将原始大脑带入这个过程十分关键，因为即使你的头脑意识想要改变，你的潜意识也会自发地抵制它。

正如我们所看到的，尽管改变可取，或者说，改变对你有好处，你的潜意识也仍然会抗拒它。通过敲击，你可以消除潜意识的抗拒行为，然后自由地做出积极的改变。你将能够改变过去的行为模式，改变那些可能超乎你想象的内耗模式。

## 爱自己，不完美又怎样

在讨论你的内耗模式，以及如何利用敲击来改变它们之前，让我花一分钟来为你讲述一些其他的事情。这既是我们所有人共有的本性，也是我们经常犯错的原因。你准备好了吗？

是这样……

我是人类，我有缺陷，我不完美。

我很努力，也很认真，但有时也会犯错；我偶尔会为自己做出的选择感到后悔；我仍有一些想要改变的模式，但还没有花时间去执行。

你理解到最后一部分了吗？

我每天都在和别人聊天，撰写关于敲击的书。然而，当我自己需要进行敲击的时候，尽管我很清楚应当如何针对自己的错误模式进行敲击，但我总是没法按照正确的方式去做。

就像我所说的，我是一个人，一个有缺点而不完美的人。

的确，这个观点似乎已是老生常谈，并没有什么新意。事实上，如果你翻了翻白眼，说“尼克，这都是废话！”，我也可以理解，但尽管如此，这个人类与生俱来的特点，往往被世俗观念视为一种羞耻。我们如果不能认同自身的这个特征，那就只能回归到老旧的流失模式。更糟糕的是，我们还会感到羞愧，责备自己没能“改正”它们。

遗憾的是，内疚感、自责感和羞耻感——无论你产生了何种负面情绪，都将使这种模式流失更多的能量。然而如果刻意地减少某些错误模式，不仅不能解决问题，反而会加速你的能量消耗的速度。我们需要解决的，是这些模式本身的源头所在！

我们都有混乱的、不完美的模式。我们有时甚至会错误地对待这些模式，在有能力更好地治疗它们时选择把它们推开或忽视。没关系，我们都是有思想的人。这世上没有什么是完美的，我们也不完美。

在写本书时，我也有一些混乱模式，比如我那需要调整的晨间计划。我正在努力改善自己，但这是一个过程，而这个过程的第一步就是要自承和自爱。即使你发现自己再次陷入老旧的流失模式，也要保持冷静。

因此在开始识别一些你可能正在经历的流失模式之前，让我们做几轮积极的尝试，来获得更多的平静感。

做三次深呼吸。首先敲击三下手刀点。

手刀点（重复三次）：尽管我有这些老旧的流失模式，但我依然深深地爱着自己，愿意接受自己。

眉毛内侧：这些混乱的模式……

眼睛外侧：它们在我身上已根深蒂固……

眼睛下方：我现在应该改正它们了……

鼻子下方：我不应该再掉进陷阱……

下巴：但我还是……

锁骨：我仍会偶然掉进这些旧的、熟悉的流失模式……

腋下：我不喜欢这样……

头顶：可是它的确发生了……

眉毛内侧：发生了也没关系……

眼睛外侧：我接受这些模式……

眼睛下方：我喜欢这些模式中的自己……

鼻子下方：注意到这些模式下隐藏的情绪是安全的……

下巴：我开始听到取消这些模式产生的束缚性信念……

锁骨：我能在这个过程中爱着自己……

腋下：因为拥有这些模式并不可耻……

头顶：我并不完美，这些只是我人生经历的一部分……

眉毛内侧：我可以从新的角度来看待它们……

眼睛外侧：不用内疚，不用羞耻，不用自我批评……

眼睛下方：我可以用新的眼光去看待这些模式……

鼻子下方：我能在整个过程中爱着自己……

下巴：我能在整个过程中接受自己……

锁骨：现在自爱和自我接纳是安全的……

腋下：让自己慢慢放松……

头顶：现在，我选择感受平静……

深吸一口气，继续敲击，直到你得到自己想要的那种释然状态。你可以重复上述过程，或根据实际情况添加自己的语言进行敲击。

## 不要让发现压力变成另一种压力

当我们说到注意到流失模式时，我们基本上是在关注那些会使你感到沉重或给你带来压力的部分。

要记住，压力并不总是坏事。例如，如果你正在为某个感兴趣的项目而努力，那么在截止时间即将到来时，你很可能会觉得压力倍增。这种压力或许会让你感到疲惫，但它也能激励你做到最好。这种压力也是短暂存在的，因为一旦熬过最后期限，你就可以松口气了。这是一个压力形成积极影响的例子，它能帮助你成为最完美的自己。

然而在其他生活领域，你可能会感受到一些持续的压力，它们不会填满你的能量槽，反而会掏空它。这就是我们下面要确定的敲击点。

注意：这个练习非常适合在纸上或电子产品上进行，因此在开始之前，你需要拿出一台设备，或者笔和纸。

深呼吸三次，想象在某一天开始时，你的能量槽里充满了能量。

问问你自己："是什么东西最先消耗了我的能量？"

例如，你是否因为睡眠不足而感到疲劳？

你是否因为每天都得催促孩子按时起床、上学而感到沮丧？

你是否感到身体不适，比如出现慢性疼痛、消化不良等症状？

你是否因为工作的最后期限、老板每日的情绪，以及你和伴侣、家人的争吵而感到压力过大？

你是否感到不知所措，因为你并不清楚需要花多少时间才能弥补过失，或推动自己做出改变？

你是否因为失去所爱的人、失败的婚姻或其他不幸的事情而悲伤？

注意首先消耗你能量的是什么，然后估算出它会消耗你多少能量。它消耗了你能量的 5%，还是 10%？或者是更多？把它记录下来。再用一整天的时间来留意身边的一切，弄清楚到底是哪些事情消耗了你的能量，以及它们分别消耗了你多少能量（你可以假设自己的能量槽里装了 100 个单位的能量，然后在每天敲击时，注意每个流失点的单位）。同时也要留意，是什么样的想法和记忆在剥夺你的能量。

例如，你是否经常因为不运动或冥想而感到内疚？

你在婚姻关系、伴侣关系或单身状态中，是否存有未解决的情绪？

你的某位朋友或某个家庭成员会比别人更消耗你的精力吗？

你经常担心钱的问题吗？

记住这些问题，并注意每一个让你精疲力竭的人、地点和事件（从过去到现在)，注意它们分别会消耗你多少能量。

当一天结束的时候，你还剩下多少能量？结果是负数吗？

小插曲

记住这一点，答案没有对错之分，也没有好坏之别。用负数结束你的一天并不意味着你“废了”。这个练习是为了让你更深入地了解那些导致你能量流失的模式。

我们的目的是让你注意自己的模式，而不是在你的清单上增加羞耻、责备、内疚和其他负面情绪。

换句话说，不要因为发现压力而产生更多的压力。

当你浏览自己列出的事项时，要注意是哪两个条目消耗了你最多的能量。

把这两个条目消耗的能量相加。一旦释放了这些压力点，就得到了你每天可以额外使用的能量。

## 总有一些事情让你疲惫不堪

现在我们已经达成了共识：一旦我们开始关注自己的流失模式，就会发现这些压力点最终都将转化为“漏洞”，而它正是能量流失的直接原因。为此，关于压力点，我们往往有很多话要说。

举个例子，如果你发现自己最大的流失模式是讨厌你的工作，那我几乎可以保证，只要我提到“工作”，你就会有话要说——关于你为什么讨厌它，你的老板为什么会让你感到不愉快，你的工作有多让你厌倦，什么才是真实可信的，等等。

你也可能会说感觉自己被困住了，因为你需要工资收入来维持生活，你觉得自己对这一切无能为力。这种被困住的感觉会让你开始怨怼，这使得你在做不喜欢从事的工作时，变得更加痛苦。接着，你开始抱怨对接的客户，以及那个总是在老板面前批评你的同事……就像我说的，我们都有大段大段的故事来讲述我们最容易流失的模式。

这些模式或压力点，背后通常都有很长的历史。而其中一些，很可能与我们的童年、压抑情绪或我们年轻时的信念有关。

虽然现在，我们并不需要把所有因素都描述出来，但慢慢地，我们会行动起来，逐步对自我有更深的了解。记住这些模式，以及与它们相关联的大事件（这些事件曾对你造成深刻的影响）吧！

在这个练习中，你将利用敲击来讲述与压力点有关的故事。

首先，回顾一下你当天的能量流失清单，把注意力集中在导致最多能量流失的事件上。当你思考这些生活中的压力点时，请注意自己的情绪，以及脑海中出现的任何事件或记忆。

最后，注意任何可能与能量流失有关的束缚性信念。例如，假设在平时，和丈夫／妻子沟通孩子的问题会消耗你 20%（或 20 个单位）的能量，那么当你考虑与丈夫／妻子沟通时，你最强烈的情绪是什么？

你是否感到愤怒、害怕、悲伤，或者羞愧？

在与丈夫／妻子交流的过程中，有什么特殊的事情发生吗？

是否存在与这种流失模式有关的束缚性信念？例如，你是否觉得他／她总是会激怒你，或者你经常和他／她发生冲突，等等？

在讲述与流失模式相关的故事时，这些都是你需要剖析的问题。接下来，你需要在讲这个故事的时候进行敲击。

你一定能感觉到，这个故事已经在你的内心沸腾起来。现在让我们来满足情绪的欲望——广播时间！

你可以从小时候开始讲述，也可以从你现在的经历开始讲述。记住，你的故事只对你自己有意义，不需要考虑别人。你的目标是在敲击穴位的时候讲述它。例如，如果你的故事与前任有关，那就从某天早上他或她给你发送的短信开始你的故事。讲述短信的内容让你感觉如何，它让你想起了哪些事情。一旦开始畅谈，你就会发现自己已经可以回顾过去的事情了。这很棒，不是吗？跟着感觉走！

这里有一个随着故事进行敲击的指导方法：

1. 找到一个切入点，比如回忆你当时的感官体验——视觉、声音、感觉等。

2. 弄清这件往事曾给你带来怎样的感触（如果你还记得的话），以及它如今唤起了你怎样的情感。

3. 不要为讲述故事而感到烦恼。当回忆涌上心头时，你就开始敲击，并尽可能地让故事更详细。你的讲述方式没有正确或错误之分，所以不要担心故事的时间是否错乱，故事的结构是否严谨……

在开始敲击之前，首先要注意你的故事在流失模式下是否充满情感。在 0 ~ 10 分的范围内，请给你的情感强度打分。

做三次深呼吸。我们将从敲击三下手刀点开始。在敲击的时候，要尽可能诚实地讲述整个故事。

手刀点……眉毛内侧……眼睛外侧……眼睛下方……鼻子下方……下巴……锁骨……腋下……头顶

手刀点……眉毛内侧……眼睛外侧……眼睛下方……鼻子下方……下巴……锁骨……腋下……头顶

手刀点……眉毛内侧……眼睛外侧……眼睛下方……鼻子下方……下巴……锁骨……腋下……头顶

敲击的同时，继续讲述在流失模式中的压力点：

手刀点……眉毛内侧……眼睛外侧……眼睛下方……鼻子下方……下巴……锁骨……腋下……头顶

手刀点……眉毛内侧……眼睛外侧……眼睛下方……鼻子下方……下巴……锁骨……腋下……头顶

手刀点……眉毛内侧……眼睛外侧……眼睛下方……鼻子下方……下巴……锁骨……腋下……头顶

一边讲故事，一边持续敲击，你就能降低这个故事对你情绪的影响程度。如果准备好了，你就从头到尾复述一遍自己的故事吧！

你的情绪电荷下降了吗？在 0 ~ 10 分的范围内再次评估你的情

感强度。

在讲述和复述故事时，如果你发现自己慢慢体会不到最初的那种强烈情绪了，那就说明，你已经将故事完全释放了。

不要担心这个过程需要多长时间。你可能在5分钟内就能将一些故事从流失模式中释放出来，而其他故事则可能需要在几天或几周的时间里反复敲击才能得到充分释放。时间长短无关紧要，你只需要持续敲击，直到故事被完全释放。

## 第9天　挑战最完美的自己：注意最常犯的错误

你是否经历过这样的时刻：刚刚结束表演，刚刚完成演讲，刚好在最后期限完成任务，或者正处在具有里程碑意义的时刻……

这是令人惊奇的时刻，你顿时觉得所有压力都已消散。你做到了，你的大脑告诉你的身体，现在你可以放松了！啊哈！

这就是我在接下来的几天里将指导你完成的体验。首先，你需要看到并感受到压力；然后，通过敲击来一遍遍审视它；最终，你将感受到一种难以置信的解脱感。

从今天开始，要想摆脱你体内的压力，你面临的挑战就是把注意力集中在你认为的最大的流失模式上。每当注意到这一模式出现在你的日常生活中时，你就要停下来并开始敲击。即使只能敲2分钟，你也要抽出时间对你需要讲述的故事进行敲击。请持续敲击。

注意流失模式，并利用敲击来释放你的故事，释放能量。养成这样简单的习惯，能让你更接近平和，为你创造更多的空间和时间，帮助你实现最完美的自我。想想看，当“额外的”能量从旧的流失模式中解放出来时，你将体验到怎样巨大的放松和释然！

花几分钟时间来完成第 9 天的敲击冥想：学会放手。你可以在附录第 274 页找到它。

跟上进步的步伐！你正在摆脱和释放那些不再属于你的东西。前方的道路上你还会获得更多解脱，花一分钟的时间，把第 10 天提上日程吧。

是的，虽然我们仍然在回望过去，但你可能会为自己现在的状态感到惊讶，并体会到减轻负面情绪的感觉是何等奇妙。

### 小插曲

我知道，回顾过去可能不是你最喜欢的方式。

我完全理解。

但事情是这样的……只要你在敲击，清除过去的情感“污泥”，这就是最快、最直接的方式，它能让你走向完美，过上最理想的生活。而且，最棒的是，你已经在行动了！

给自己一个真诚的，发自内心的表扬。这是你应得的。

不停地敲击，要相信你能做到。

还有一个小提醒……虽然本书的敲击方法是以线性方式列出，但这并不意味着你必须要线性地完成所有任务。

你可能不得不回到某一天，或者在感觉不太对的时候跳过一天，又或者一天做三次敲击。倾听身体的感觉和大脑的直觉，相信自己真的很棒！

# 第 10 天
# 这不是你的错，只怪童年创伤不肯撒手

文森特·费利蒂（Vincent Felitti）博士对实验结果感到十分震惊。

经过多年的努力，他和团队所做的一项研究终于有了明确的结果。在启动这个项目时，每个人都对它充满希望，然而，最终的研究结果和预期结果却背道而驰。从传统标准来看，这个项目以失败告终了。

但是，令人惊奇的事情往往以出其不意的方式发生。费利蒂很清楚，这次失败其实引出了一个更加引人瞩目的重大发现。

作为凯撒医疗机构（Kaiser Permanente）预防医学部门的创始人，费利蒂致力于帮助病人降低疾病风险。在工作的过程中，他开始关注肥胖症。在他看来，如果可以解决肥胖问题，他就能阻止由此引发的一连串并发症，进而帮助人们变得更健康、更长寿。于是他带领团队着手启动项目，开始研究如何解决肥胖问题。项目初期，费利蒂的研究效果十分显著，一些病人通过他的减肥计划，在一年之内就成功地减掉了 300 磅。

这个数据令人振奋，却很快又发生了意想不到的反转——体重减掉最多的患者，在短时间内又恢复到了原来的体重水平。

为什么会出现这种奇怪的现象呢？费利蒂对此十分好奇，于是，他开始寻找答案。

研究对象中有一名 28 岁的女性，她在一年前来到费利蒂的医疗机构，当时她的体重是 408 磅。在采用了费利蒂的减肥计划之后，这位患者在短短 51 周内便成功减掉 276 磅。然而，她的体重仅维持了几周，便迅速地反弹回来。

当费利蒂询问她，是什么原因使她的体重快速反弹时，她在万般犹豫后，解释说自己在工作中面临着一个年长男性的骚扰。然后费利蒂继续发问，为什么这个事件会导致体重增加呢？患者坦言，她在 10 ~ 21 岁时，一直生活在祖父的性骚扰阴影之下。

费利蒂很快发现，在研究对象中，有 55% 的志愿者都在童年时期遭受过性虐待，许多人甚至遭受过其他不良经历，包括重型身体虐待、精神虐待、忽视、父母关键角色的缺失、父母吸毒成瘾或被监禁等。

费利蒂被这些普遍存在的事实所震惊，他与疾病控制和预防中心合作，对 17 421 名成年人（主要是中产阶级）进行了大规模的研究，这项研究被称为“不良童年经历”（ACEs）研究，试图从新的角度去挖掘童年经历与成人身心健康之间的联系。

这项研究主要集中在 10 种常见的不良童年经历类别上。研究发现，每 6 个成年人中就有 1 个至少经历过 4 种不良童年经历，每 11 个成年人中就有 1 个经历过 6 种以上的不良童年经历。与健康成长的人相比，经历过 6 种及以上不良童年经历的成年人有 4 600%的概率更可能成为静脉吸毒者，并且有3 000%的概率增加自杀倾向。此外，这类人的寿命也会缩短20年以上。

那么，这些童年经历是如何在几十年后影响我们的身心健康的呢？这项研究指出了两个主要因素。

首先，经历过多种不良童年经历（即ACEs得分较高）的成年人更有可能把注意力转移到物质、食物以及其他行为上，以求转移他们几十年来一直未能摆脱的情感痛苦。

其次，不良人生经历会导致成年人体内的促炎症化学物质增加，进而为其带来长期的、难以缓解的压力，这可能会导致成年人因免疫系统低下而患病。

费利蒂医生这样总结道：

> 我们主要针对17种不良童年经历以及500名中产阶级成年人进行研究。我们发现，人们将那些不愉快的童年记忆遗落在时空中，并进一步因羞愧而将其隐藏。由于种种社会禁忌的存在，这些童年经历在半个世纪后依旧对人们的情绪状态有着强大、成比例增长的作用，这不仅在生物医学疾病层面有所体现，而且直接影响着个人寿命的长短。

换句话说，有关不良童年经历的研究证明，时间本身并不能治愈童年的深层情感创伤。不良童年经历作为一种创伤，它占据着人类的整个大脑，能控制已成形的神经联系，而这些新形成的神经通路，会促成破坏性情绪和行为的产生。

随着时间的推移，童年创伤会在大脑中变得更加根深蒂固，人们将难以摆脱它。我通过电视、网络或者其他渠道，与客户、观众一起敲击的时间越长，我就愈加确信这个发现——不良童年经历对我们成人的身心健康有着巨大的影响——适用于所有人。

我个人认为，不论你的成绩如何，也不论你是否拥有一个快乐的童年，每个人都或多或少有一些不愉快的童年经历。而这些童年经历，正是我们在达成最完美的自我之前，首先要清理掉的部分。

今天，就让我们回到早年岁月，去治愈我们可能已经背负了几十年的旧伤和明显的情绪压力。你准备好体验深刻持久的自我释放了吗？

## 打包不愉快

在进一步敲击之前，请让我先做出如下说明：如果你在体会过去的想法时，感受到了抵抗情绪，比如焦虑、恐慌、身体症状（疼痛、头痛、疲劳）和回避，不要慌张，这都是正常现象，很容易理解。

我想说的是，这些不愉快的经历早已结束，不是吗？

那么，为什么我们不能将这些不愉快卸下，并把它们打包扔掉？

我知道，你即将体会到的巨大的自我释放十分重要，不可忽视。所以，如果你在关注自己过去的经历时有任何形式的抵抗，请不要逃避，和我一起坚持下去吧。

在 0 ~ 10 分的范围内，给你的抵抗阻力打分。

进行三次深呼吸。我们将从敲击三下手刀点开始。

手刀点（重复三次）：尽管我不想回忆过去，回想那些让我感到沉重和疲惫的不愉快的经历，但我还是选择安全感。

眉毛内侧：这些过去的事情……

眼睛外侧：它们为什么还没有消散？

眼睛下方：我讨厌停留在过去……

鼻子下方：但这些往事依旧如影随形……

下巴：我能感觉到，它们还住在我的大脑和身体里……

锁骨：过去的情感……

腋下：这些我似乎无法摆脱的往事……

头顶：它们在我脑子里留下了烙印……

眉毛内侧：我似乎无法摆脱过去……

眼睛外侧：它们还萦绕在我的身边……

眼睛下方：我想超越它……

鼻子下方：我想摆脱过去……

下巴：但我不知道我是否可以摆脱……

锁骨：它令人如此沮丧……

腋下：有这种感觉很正常……

头顶：尽管拒绝关注过去，我现在也能选择保持平静……

眉毛内侧：这些过去的事情……

眼睛外侧：它们已陪伴我这么久了……

眼睛下方：在回忆过去的时候，我可以暂时让自己去感受内心的抗拒……

鼻子下方：而且我可以让这种抗拒感消失……

下巴：我可以释放自己的抗拒……

锁骨：当想到去关注这些往事时，我能够感到平静……

腋下：现在，我感到平和而冷静……

头顶：我选择以沉着的方式看待我的过去……

深吸一口气，再次评估你对过去的抗拒强度。

持续敲击，直到你体验到更深层次的平静。

## 不可抹去的童年印记

在我 7 岁的时候，我们全家从阿根廷搬到了美国。

那时我对康涅狄格、学校和家庭都感到很陌生，这里的人、语言和文化都让我感到难以适应。虽然 7 岁的我，幸运（现在也是！）地生长在一个充满爱和支持的家庭，但在那段时间里，我依旧会因为和朋友相隔千里而感到悲伤。

更糟糕的是，我讨厌我的新学校。

真的，我真的很讨厌它。有一天早上，我终于决定行动起来，抵制上学。

那天我姨妈开车送我去了学校。当看到一辆校车停在学校停车场后，我静静地等着所有人下车，然后迅速上车，把自己反锁在校车里。我坐在座椅上，直视前方，无视我姨妈在车外那绝望的请求。

是的，那天我下定决心，无论如何都不去上学了。

其实现在我早已记不清那天早上的细节，但鉴于亲戚朋友们一遍遍地对我讲述这个故事，我想或许我的确这样做过。当时所有人都说，我是在适应一个新国家、新环境的过渡期中挣扎。幸运的是，几个月后，父母便把我送往了另一所学校。我喜欢这个新学校，而且很快交上了新朋友，感觉既舒服又自在。

虽然那段充满挑战的适应期很快就结束了，但对我而言，那次搬迁就是一种“不良童年经历”。这种经历尽管不会影响我的不良童年经历得分，但它很可能以某种形式一直陪伴着我。成年后，我就定居在童年生活的住所的附近，我想这个决定就是受到了童年经历的影响。

我们大多数人都经历过不愉快的童年时期，其中一些人甚至经受过重大的心理创伤。尽管所受创伤的程度大不相同，但这些经历都在我们的大脑中留下了不可抹去的印记。

我将那段搬到美国的经历称为“小 t”创伤。这类经历涵盖的范围很广，转学被同学欺负、暂时被忽视、遇到挑剔的老师或苛刻的教练等都可以称之为“小 t”创伤。

然而，不可否认的是，主要的创伤，即“大 T”创伤对人们的身心健康和大脑有着更大的影响。虐待、忽视、极度贫困、失去父母、疾病、涉及生命安全的自然灾害（地震、海啸、大规模枪击等）都属于“大 T”创伤的范畴。不过，由于我们许多人并没有重视这些创伤，随着时间的推移，它们最终给人们带来越来越多的压力。就像我们不停地往玻璃杯中倒水水会溢出来一样，如果我们不能及时解决问题，即使这些“小 t”和“大 T”创伤发生在很多年前，“玻璃杯”也无力容纳不断累积的压力。

换句话说，一旦我们的创伤后压力超过了我们的承受范围，或者当我们生活中的某些回忆被触动时，我们的大脑就会在更大的压力下运转。

你是否在参加家庭聚会的时候，突然发现自己在退缩，发现自己正在被七八岁时就已经产生的情绪所吞噬？令人震惊的是，这些记忆仍是如此原始和真切！那我们应该怎么做，才能一劳永逸地前进呢？

我们需要在身体内的“玻璃杯”中创造出更多的空间，否则，即使我们没有刻意关注那些痛苦的童年经历，我们也会不断地被由此而来的未解决的情绪压力所影响。

## 谁说大脑不能重塑？

如果你做到了心无旁骛，能全身心地思考，那么你的大脑会有什么反应？如果你几乎无法扭动身体，不能去任何地方或者和任何人互动，这将如何改变你的大脑？

出于好奇，研究人员选择将曾被隔离数月甚至数年之久的战俘作为研究对象。

由于被隔离监禁，战俘们能做的事情只有思考，许多人在这个过程中发展出了惊人的认知能力。其中一些人训练自己不动纸笔便可在头脑中快速完成复杂的数学方程式，还有一个人在脑海里设计了一幢房子，他甚至清晰地记得每一块板材、每一个钉子应该位于何处，当他被释放回家后，他立刻建成了那幢房子。

在难以想象的阴冷环境，以及令人恐惧、易使人受创伤的环境下，这些战俘克服重重困难，以有力的、积极的方式强化了自身的大脑。

迄今为止，关于大脑和不良童年经历的新闻依旧少之又少。

事实上，我们既不能让时间倒流，也不能撤销我们儿时的经历。

准备好了吗？

你可能还记得我前面讲过，作为身心健康和长寿的驱动力，我们的大脑是可以重塑的，这意味着它可以自我重组。换句话说，大脑可以改变和创造新的神经联系，对健康、幸福、情感和智力产生巨大的积极影响。

相比于传统的“谈话”治疗，敲击触及了压力反应问题的核心，能让被创伤和压力过度激活的“原始大脑”慢慢地恢复平静，促使大脑以更快的节奏发生积极的转变。

此外，通过敲击来释放未解决的情感、记忆和童年经历，可以让你的大脑有机会重新组织新的、更积极的事情。这意味着，通过敲击，你可以最大限度地让脑功能恢复正常，而不是阻碍或者扼杀它。

## 关于创伤后应激障碍

如果你经历过“大T”创伤，无论它发生在你的童年时期还是成年时期，我都强烈建议你找一位敲击医师来帮助你完成整个敲击过程。要知道，敲击是治疗创伤后应激障碍（Post-traumatic Stress Disorder,

简称 PTSD）最有力的方法之一，而在这个过程中一位经过认证的专业人士（许多心理学家和精神病学家会将其融入他们的实践）无疑可以帮助你在回顾过去的过程中免受侵扰或伤害。

关于情绪释放疗法治疗师的列表，欢迎你访问以下网址：

http：//thetappingsolution.com/eft-practitioners/。

为了在当下恢复平静感和安全感，你可能也想尝试“意外收获：冥想对你大有益处”的敲击练习，具体内容请翻到第 312 页。

## 释放过去，拥抱未来

虽然我已记不清我把姨妈锁在车外的那一天，但是在过去的几年中，每搬一次家，我就会立刻进行为期几个月的敲击。当然，并不是每一次敲击都能给我带来巨大的转变，不过我仍能体会到敲击帮助我释放了能量。承认并释放那段童年的印记，让我感觉很不错。

这就是我们的目标，我们要做的是，释放一个从童年开始就一直困在我们身体里的印记。

现在，花点时间去关注你想要释放的童年事件。

通常情况下，最简单的方法是从比较小的事件开始，比如老师或教练的严厉批评等。你也可以在保证安全的情况下，选择关注一个更重要的事件。

注意：在针对过去进行敲击时，一旦你感到不堪重负，请停下来，深呼吸，放松一下再轻轻敲击，以便释放你的恐慌，然后等待一位合格的专业人员来与你一起敲击。

如果你无法重新记起某个特定的童年事件，那不妨选择青春期或其他具有挑战性的时期。当然，你也可以把注意力集中在童年的经历上，比如找不到朋友的冷落感，或是放学回家后没有人可以交谈的孤独感。

首先，把注意力放在自己关注这些事件时所产生的情绪上。

这些记忆会让你感到悲伤、孤独、愤怒，还是产生其他情绪？

这一次，你不需要对这个事件里产生的所有情感都予以关注，只需将注意力集中在最具体的、主要的某类情感上。在 0 ～ 10 分的范围内，对自己的情绪强度进行打分。

为了从你的身体里清理这个事件，你需要一边讲述故事，一边对相关穴位进行敲击。下面我将重申一遍随着故事进行敲击的流程：

1. 找到一个切入点，比如回忆你当时的感官体验——视觉、声音、感觉等。

2. 弄清这件往事曾给你带来怎样的感触（如果你还记得的话），以及它如今唤起了你怎样的情感。

3. 不要为讲述故事而感到烦恼。当回忆涌上心头时，你就开始敲击，并尽可能地让故事更详细。你的讲述方式没有正确或错误之分，所以不要担心故事的时间是否错乱、故事的结构是否严谨……

4. 在敲击的时候，如果你的主要情感发生了转换，请注意你的这种情绪，对它进行敲击，并将它释放出来。

在你开始敲击之前，做三次深呼吸。

在你讲故事的时候，我们将从敲击三下手刀点开始。

继续讲述你的故事，同时敲击其他的穴位。你可以大声地讲出来，也可以在心里默默地陈述，如果它在你脑海中呈现出电影画面，那就欣然地观看它。放松，选择最自然的方式进行敲击。

手刀点……眉毛内侧……眼睛外侧……眼睛下方……鼻子下方……下巴……锁骨……腋下……头顶

手刀点……眉毛内侧……眼睛外侧……眼睛下方……鼻子下方……下巴……锁骨……腋下……头顶

手刀点……眉毛内侧……眼睛外侧……眼睛下方……鼻子下方……下巴……锁骨……腋下……头顶

在你讲完故事之前，不要停止敲击。

如果你准备好了，那就从头到尾复述你的故事。

如果在复述的过程中你经历了额外的情感负担，那就停下来，直到你感到放松为止。

接着，如果你再次准备好了，那就从头开始。

重复这个过程，直到你能说出整个故事而不会经历任何情感上的波动。

## 第 10 天　挑战最完美的自己：放下过去，放过自己

啊……我不想再经历第二次……

这就是大多数人在面对过去时的感觉，我们宁愿痛苦地回忆，也不愿松开紧握的双手。

从今天开始，你的挑战就是送给自己的一个礼物。

通过敲击，你终于可以放下过去，放下它带来的情感上的痛苦。

是时候敞开心扉治愈你内心深处的伤痛了。

通过对童年事件进行敲击，你给了自己一个机会：全身心地、有力地迈出自我修炼的第一步。没有了这些沉重的情感负担，你就会有更多能量，并对自己当下和将来的事情产生新的认识。

需要注意的是，针对过去进行敲击，并不等同于一次性清除所有的往事。大多数情况下，这个过程可能比你想象的还要更加漫长，每一次敲击都会持续很长一段时间。

如果你发现自己记住了那些让你感到无法抗拒的事情，那你首先就要针对这些事情进行敲击。如果你准备好了，那就开始敲击吧！不过，我还需要再次提醒你，记得要让这样的敲击成为一个过程，而不是简单地完成任务。如果你在敲击的过程中感觉太过强烈，那就慢慢来，不要强迫自己完成这样或那样的指标。

相信自己，让这个过程按照它本身的节奏慢慢展开吧！

第 10 天的敲击冥想：释放过去，重感心安。见附录第 277 页。

看，这里涉及了太多信息，我知道也许你会觉得有点儿累。不要着急，慢慢来，不过请将第 11 天加入你的日程表。

在第 11 天，我们将进一步深入原始的大脑，利用敲击来释放那些根深蒂固的恐惧。在这个过程中，你会经历前所未有的解脱，并惊叹于自己的一些行为。

## 第 11 天
# 今天，你逃避了吗？

这是一个令人悲伤的画面。

从表面上看，北极熊、兔子和负鼠都死了，它们的眼睛睁开着，目光却已完全呆滞。当人类接近它们，移动它们的四肢，甚至将它们的整个身体从一边滚动到另一边时，所有的动物都没有反应。它们的身体很僵硬，就像死尸一样。

时间一分一秒地过去，这几只动物仍然没有出现明显的生命迹象。

突然，北极熊的身体开始抽搐，然后摇晃起来。它依旧目光停滞，仿佛是在发呆。接着，北极熊的身体抽搐得越来越剧烈，它的嘴巴开始做出轻咬的动作，它的爪子似乎在抓什么东西。这只巨大而又强壮的动物躺在地上，对着空气撕咬挣扎，似乎正在抵御某种攻击。

北极熊的整个身体开始颤抖。它那巨大的身躯不停地抽搐，似乎本能地想要反击什么。看着这只动物痛苦地挣扎着，好像患者癫痫发作一样，我们却弄不清楚到底发生了什么，以及接下来将要发生什么。

它会在我们最不经意的时候“醒来”吗？

它会跳起来攻击吗？

它会再次回到没有反应的状态吗？

我们毫无头绪。

北极熊的身体在颤抖、抽搐，接着又回归到静止状态。它做了几次深吸气和深呼气，似乎是要做些什么。深呼吸的动作很有效，几秒钟后，北极熊站起身来。它没有任何身体或精神上的损伤，已经恢复了正常的步伐。

同样，负鼠和兔子也躺在地上，爪子伸在空中，身体完全静止。也是在没有任何预兆的情况下，它们的身体也开始抽搐起来。然后，每只动物都滚了一下，然后爬起来，跑得没了踪影。和北极熊一样，负鼠和兔子也没有一丝受伤的迹象。事实上，它们看起来状态极佳，好像之前什么也没有发生过。

你有没有听过“装负鼠”这个俗语？一些野生动物在受到捕食者的威胁但又无法战斗或逃跑时就会选择装死。

这种装死也被称为冻结反应，这种创伤后的应激反应是一项非常强大的生存技巧。一些食肉动物需要依靠追逐或战斗来刺激自身的饥饿感，即便它们有时会停下来，也只是因为暂时失去了捕猎的兴趣。通过“装负鼠”，面临危险的猎物才能存活下来，否则某些种群将会大量死亡。

一旦遇到“装负鼠”的状况，掠食者就会失去兴趣，而猎物也将从创伤（被不断追捕）中摆脱出来。而这个释放身体创伤后遗症的过程可以避免它们的精神、情感和身体状态受到长期损害。

不论是在身体上还是在情感上，当我们感到无力抵抗攻击时，冻结反应就成了我们的一项生存本能。不幸的是，除非我们摆脱创伤，或者释放来自身体和原始大脑的创伤，否则，我们仍会或多或少地停留在受创伤的状态中。

昨天，我们看到了从童年至今未能解决的痛苦事件。今天，我们将进一步审视那些让你感到受限的环境，使你无法采取行动、无法做出改变的境况，以及没有按照你期望的方向发展的事情。

如果你没有立刻意识到自己的冻结反应，那就请跟随我的脚步。与我一起挖掘，你将注意到它在你的生活中所扮演的角色。

## 冻结反应：与威胁共舞

那是 1999 年 9 月的一个美好早晨，40 多岁的职业夫妇斯坦·费雪（Stan Fisher）和尤特·劳伦斯（Ute Lawrence）从加拿大安大略省（Ontario）的家中出发，前往底特律参加商务会议。

途中，一道浓雾突然致使前方的能见度降低为零。由于无法看到车前的情况，斯坦只得踩了刹车，惊险地躲过了一辆巨大的卡车。很快，他们的汽车便在高速公路上停了下来。接下来的几秒钟，他们的耳边传来接二连三的尖叫声和撞击声，一些声音源于车后的追尾，一些则陆陆续续地来自四面八方。

这是加拿大历史上最严重的公路灾难，共有 87 辆车追尾，而斯坦和尤特的车是第 13 辆。

在震耳欲聋的嘈杂声之后，随之而来的是可怕的寂静。车一停，斯坦就拼命地想打开门窗。附近的汽车着火了，斯坦和尤特都听到了人们求救的尖叫声，但他们俩都被困在车里，已自身难保——他们的汽车也有一部分被压在一辆 18 轮大卡车下。

最后，有人找到了他们的汽车，并用一罐灭火器把汽车的前挡风玻璃砸碎了。在被从车里抬出来后，斯坦伸出手来帮助尤特，当时她坐在座位上，动弹不得，无法说话。最终，他们都被救护车送到医院接受检查。医生为他们清理了伤口，很幸运，他们俩伤得都不重。

三年过去了，斯坦和尤特针对他们反复出现的创伤后应激障碍症状（包括睡眠困难、易怒等）寻求帮助，他们甚至会通过增加酒精的摄入量来麻痹自己痛苦的记忆。为了开始他们的创伤恢复治疗，斯坦和尤特分别进行了大脑扫描。斯坦首先接受检查，当他被提示回忆起当时的情景、声音和气味时，他陷入了一种完全的闪回状态。在斯坦的大脑中，与逃跑和战斗有关的区域迅速变得过度活跃起来，他的心脏也开始加速，身体逐渐出汗，血压也骤升到危险水平。

尤特的大脑扫描结果却显示出了完全不同的状况。当被提示回忆车祸时的感官体验时，她的大脑活动竟减少了。随着大脑冷静下来，尤特的心率也开始减慢。她没有出汗，也没有显示出任何与逃离或战斗有关的迹象。

斯坦和尤特都被困在他们的幸存创伤中，却有着截然不同的结果。当斯坦的身体立即采取了极端的“战斗或逃跑”反应时，尤特却好像被冻僵了，她的身体一动不动，脑子一片空白。

创伤治疗师了解到，尤特的冻结反应可以追溯到她的童年早期。

尤特的母亲是一名严厉且神经质的人，她的父亲在她很小的时候就去世了，尤特只能和母亲住在一起。作为一个年幼的孩子，尤特唯一的防御办法就是在那样的处境下进行自我麻痹，让自己在精神和情感上保持情绪的空白和缺失。当尤特长大成人，并再次面对创伤时，她采取了同样的反应。

当旧的大脑接管类似的事件时，它会部分阻断我们高层次的大脑神经系统和相关意识，并推动身体去逃跑、隐藏、战斗，或者在必要的时候启动冻结反应……如果出于某种原因，正常的反应是阻断的（例如，当人们被控制、被困住或被阻止进行有效行动时），大脑会不断分泌与压力相关的化学物质，而大脑的电路也会持续不断地燃烧。这样一来，在实际事件结束很久之后，大脑还是会继续向身体发出信号，以逃避早已不存在的威胁。

事实上，我们在感到无能为力时——即便是在没有生命危险的情况下——最容易发生冻结反应，这在儿童中尤其常见。关爱的缺乏，严厉的对待，过度的惩罚，更容易给孩子带来创伤。这时，原始大脑会做出反应，就好像受到了生命威胁似的。弱小的孩子很难通过打架或逃跑来解决问题，因此，他们很可能会求助于冻结反应。

作为成年人，这种冻结反应可以在我们生活的许多情境下表现出来，阻止我们坦言个人的想法、展现真实的自我、面对背叛我们的人或回应冲突等。冻结反应也会导致各种自我打击行为，比如自我破坏行为。此外，它还会阻止我们在生活中做出重要改变——我们知道自己需要做出改变，却始终迟迟未动。

只有当我们在躯体（身体）水平上释放冻结反应，我们才能够越过它。

## 解冻：释放创伤记忆

北极熊、负鼠和兔子都本能地意识到，它们必须通过身体的颤抖或抽搐来释放创伤；而作为人类，我们却被鼓励做到麻木，要“克服它”，“继续前进”，或者服用药物。

事实是，即使是那些已经尽了最大的努力去解决问题的人，也不会因此而感到解脱。最近的研究表明，单独的谈话疗法通常不能解决创伤症状，事实上，这可能会使幸存者再次受到创伤。虽然这些疗法可以成为愈合创伤的关键部分，但它们都不能解决创伤对身体和原始大脑的潜在影响。因为我们被鼓励去压抑创伤，而不是去面对它。我们无法解决问题，只能眼睁睁地看着第一次受伤时的无助感被不断放大。

一旦能够放下创伤留在身体里的印记，我们就能再次自由地做出回应，甚至在必要的时候为自己辩护。试想一下……

> 如果你能说出你一直想说的话，你会有什么感觉？
>
> 如果你能对伤害你的人进行攻击，你的身体会有什么感觉？
>
> 如果你能反击或逃离有害的人，你的感觉会有多强烈？

多年来，我不断接触那些被几十年前的“小 t”和“大 T”创伤所冻结的人。在我们一起针对这些记忆进行敲击的过程中，他们已经重新制订了计划，或者说出了他们想说但始终无法说出的话。接着，他们终于能恢复自己的身体和能量。他们不再依靠冻结反应来进行自我保护；他们可以有意识地保护自己，不再让过去的事件给自己带来压力。

要想从冻结反应中获得持久解脱，关键在于利用敲击来重新审视给你造成冻结反应的创伤或事件，这一点你在敲击之后会体会到。在敲击时，你可以采取自己想要的行动，说出你想说但从未说出的话语。借用敲击的过程，你可以在情绪、心理和身体层面释放冻结反应。

## 建立安全感

冻结反应可能源于各种各样的经历，尤其是当反应起源于童年时，如果你是一个“大 T”创伤的幸存者，请记住，几十年前发生的创伤可能仍然困在你的身体和原始大脑中。

为了从“大 T”创伤中恢复过来，我强烈建议你和一名经过认证的情绪释放疗法治疗师一起敲击，他可以为你创造一个安全的空间来探索和释放你的创伤。对于特别有挑战性的创伤，你要找一名受过训练的心理学家或精神科医生，并与他们一起进入敲击实践。

关于情绪释放疗法治疗师的列表，欢迎访问以下网站：

http：//thetappingsolution.com/eft-practitioners。

为了恢复平静感和安全感，你可能也想尝试“意外收获：冥想对你大有益处”，请翻到本书第 312 页。

## 敲击，让伤痛无关紧要

北极熊、负鼠和兔子都明白如何保护自己，现在，是时候通过敲击来学习它们的做法，释放留在生理、情感和心理上的事件或创伤了。

首先，花点时间注意一下，你的生活中存在哪种冻结反应。

在会议上，你是否会退缩？

在与家人交流时，你是否会保持沉默，或者没有表达自己的意愿？

在明知有必要时，你是否会避免讨论金钱或者拒绝看医就诊？

你会对生活中的哪些部分有所保留？你的婚姻，与孩子的交流，你的事业和财务，与某些人的关系，还是在某些特定的情况下？

你的冻结反应可能很简单，或许仅仅是在面对什么事情的时候瞬间大脑空白，又或许是明明期待着拜访家人，却发现自己在他们面前变得烦躁易怒。当然，也可能是一个特定的事件导致你产生了冻结反应，比如相遇、对话等。

找出一个容易让你产生冻结反应的事例、关系或情境，把注意力集中在经常让你或曾经让你产生冻结反应的个人、情景或者事件上。试着重现那一刻，注意你体验到的任何感觉和情绪。在 0 ～ 10 分的范围内，对你的情绪强度（或情绪缺失强度，就像尤特一样）打分。

进行三次深呼吸。我们将从敲击三下手刀点开始。

手刀点（重复三次）：尽管我有这种冻结反应，而且它很难克服，但我还是深深地爱着自己，并接受自己。

眉毛内侧：这冻结反应……

眼睛外侧：我被冻结了……

眼睛下方：我并没有像我期望的那样行动 / 反应……

鼻子下方：我被冻结了……

下巴：这冻结反应……

锁骨：它在我的大脑里……

腋下：它在我的身体里……

头顶：它是从什么时候开始出现的？

眉毛内侧：这冻结反应……

眼睛外侧：它为什么会发生？

眼睛下方：它是从什么时候开始出现的？

鼻子下方：我为什么会被冻结？

下巴：这冻结反应……

锁骨：现在关注它是很安全的……

腋下：找到它开始的时间和地点是安全的……

头顶：我现在关注着我的冻结反应，我很安全……

眉毛内侧：我可以很放松地思考这件事……

眼睛外侧：我不再因为自己有冻结反应而批判自己……

眼睛下方：关注这个事情是安全的……

鼻子下方：感觉到安全是可以的……

下巴：即使我被冻结了，感觉到安全依然是可以的……

锁骨：当我关注这个问题时，我能保持平静……

腋下：当我想到这个反应时，我有安全感……

头顶：现在我感觉放松和安全……

深呼吸，再一次以0～10分的评分来评估自己的情绪强度（或情绪缺失强度）。

持续敲击，直到你有了安全感，看看你的冻结反应变化如何。你可以使用自己的词汇，或者继续使用上面的冥想方式进行多轮敲击。

如果你准备好了，请一边充分敲击，一边讲述让你冻结的事件或人。

当你回忆起一个让你产生冻结反应的事件时，重新唤起当时所有的物理感觉、情绪情感和感知细节，甚至是视觉、声音、嗅觉，让这些一一浮现在你的脑海中。

在挖掘故事的同时，也问自己一些问题：

我应该说却从未能开口说出的话是什么？

我需要采取什么行动来保护自己或表达自己的情绪？

如果你有强烈的冲动，想踢或攻击那些伤害你的人，请确保你周围有足够的空间，能避免你伤到自己或其他人。我们这样做是为了释放创伤，而不是伤害或攻击任何人。

当你让自己释放那些想说却从未说过的话，或者想做却从未做过的事情（冲动）时，针对这些情绪进行敲击。

手刀点……眉毛内侧……眼睛外侧……眼睛下方……鼻子下方……下巴……锁骨……腋下……头顶

手刀点……眉毛内侧……眼睛外侧……眼睛下方……鼻子下方……下巴……锁骨……腋下……头顶

手刀点……眉毛内侧……眼睛外侧……眼睛下方……鼻子下方……下巴……锁骨……腋下……头顶

持续敲击，直到你能专注于某个事件或某个人，而不是停留在任何情感的指责上。

## 第 11 天　挑战最完美的自己：化阴影为泡影

在生活中的重要领域，无论是个人的还是职业的，是经济的还是心理的，最强大的压力通常源自不可控和不确定性。

——加博尔·马岱（Gabor Maté）

事实上，能像冻结反应一样让我们感到不可控制和不确定的事情并不多。我们关闭了感知，失去了行动、反应和回应的能力。面对威胁，无论是在身体、情感、财务还是其他方面，我们都感到无助。我们无法控制局面，甚至连自己的大脑和身体都无法掌控。

从今天开始，你的挑战就是每天一点一点地收回能量，重新组织你的大脑，注意你有多少控制力。

请关注自己的生活，寻找那些容易使你产生冻结反应的事情。一旦你感知到冻结反应，就尽可能地敲击它，并释放那段经历。

如果你抗拒回忆自己的冻结反应，或者对此感到麻木，这很正常。多年来，我无数次地与人们接触，努力帮助他们释放他们的冻结反应，并亲眼目睹他们的身体变化。在敲击之后，他们的能量获得了有效的释放，身体也明显放松了下来。这些人变得更加挺拔强壮，他们利用敲击解除了体内难以消除的障碍，逐渐变得比以往任何时候都更加强大。

这对我而言，是一种难以置信的情景；而对他们来说，是一种更加有利的强大体验。因此，如果你注意到自己有意避开了冻结反应，那就停下来，敲击一下。你所做的事情很重要，你值得拥有更美好的体验。

第 11 天的敲击冥想：解除僵直，体验心安。详见附录第 280 页。

保持你的冲劲，现在就花 1 分钟把第 12 天提上日程。我们将敲击最强大、最原始的情绪之一：愤怒。通过敲击，你终将可以释放愤怒的情绪，并不再受其困扰。

# 第 12 天
# 愤怒，就应该发泄出来

一天，一名武士来拜见白隐禅师（Hakuin）。

“禅师，告诉我，真的有天堂和地狱吗？”他问道。

白隐禅师沉默了很久，问：“你是谁？”

“我是武士，皇帝的贴身护卫。”武士回答。

“你是一名武士？！”禅师大声说，“什么样的皇帝会让你当护卫？你看起来分明更像个乞丐！”

“什么？”武士的脸因为愤怒而涨得通红，做出了拔剑的动作。

“哎哟！”禅师回应道，“所以，你有剑是吗？我敢打赌，当你一剑割下我的脑袋时，你会感到相当无趣！”

武士再也抑制不住怒火，拔剑出鞘，准备攻击禅师。

禅师立刻喊道：“一念地狱！”

一瞬间，武士明白了禅师的教诲，也认识到了自己行为的严重性。

他把剑插回鞘，向禅师鞠了一躬。

“现在，”禅师解释道，“一念天堂。”

仔细想想这个故事，你有什么收获？

在过去的几天里，我们使用敲击释放了童年创伤。其间，很多朋友都遇到了我们体内最势不可当、最难以控制的情绪——愤怒。

今天，我们将用敲击来释放愤怒，不管它是来自童年经历，还是来自其他时期的经历。

## 感情中最忌讳的事，不是发怒，而是隐忍

> 凡是能使你发怒的，就把你战胜了。
>
> ——伊丽莎白·肯尼（Elizabeth Kenny）

在经历了 25 年的慢性膝关节疼痛之后，波比（Bobbie）的腿现在已经不痛了。她的婚姻关系变得越来越牢固，亲子关系也正在改善。此外，她的事业开始进入上升期，体重也成功减掉了 50 多磅。

波比的生活发生了翻天覆地的变化，但最显著、最重要的转变，发生在她的精神世界。波比第一次意识到，自己已经变得足够好，值得获得爱与幸福、健康与强壮、成功与和平。

在波比 5 岁生日那天，她的父亲在她的朋友面前宣布，他希望自己的女儿从未来过这个世界。那些伤害性的话语摧毁了波比的自尊心，她的信念在那一刻被打击得支离破碎。这么多年来，波比一直难以从身体和情感上的痛苦中走出来。

直到 2013 年 10 月的一个周末，波比的生活开始发生改变。

那是我第一次有幸与她一起在台上进行敲击。当我们针对她父亲那些伤人的话语进行敲击时，波比长期以来一直极力控制着的愤怒情绪慢慢爆发了出来。

我鼓励波比把自己想象成一个身穿铠甲、不会受到伤害的人，当她想象着 5 岁的自己先向父亲鞠躬然后把蛋糕扔向父亲时，她整个人又哭又笑起来。有一次，她直接停止了敲击动作，换用身体动作来攻击想象中的父亲。在大约 20 分钟的敲击之后，波比有关膝盖疼痛、愤怒和束缚性的信念，全都消失不见了。那天晚上，她走了很远的路，即便是在上下楼梯的时候，她也没有再感到过疼痛。

波比对此感到十分震惊。

在超过 25 年的时间里，波比始终受困于剧烈的身心痛苦之中，因为她从来不让自己感到愤怒。而在尝试敲击了几个月后，不仅她的疼痛消失了，她的生活也发生了前所未有的变化。

小插曲

在线观看我和波比在台上进行敲击的视频，请浏览网站：www.thetappingsolution.com/blog/painful-words/。

如果能彻底地、安全地释放在你身上持续数周、数月、数年甚至几十年的愤怒，你会发生什么样的改变呢？

你的人际关系会得到改善吗？你的事业会腾飞吗？你的健康和活力会恢复吗？如果旧的愤怒消失了，你的生活会发生哪些好的转变？

小插曲

你是否知道，根据疾病控制和预防中心的数据，85%的疾病都与情感有联系？这是一个巨大的数字！许多健康和保健专业人士常将被压抑的愤怒认定为最有害的情绪，它们也是慢性身体疼痛和患病的重要诱因。

## 我们害怕表达愤怒

对于波比和我们大多数人来说，愤怒是一种感情禁忌。我们总是努力想避免产生这种情绪，但它是我们与生俱来的功能。这是我们对战斗或逃跑的本能反应，是生存本能的一部分。

为什么我们会强烈地抵制愤怒，就像波比一样，宁可让自己变得更痛苦，也不愿表现出愤怒？

这种习惯通常可以追溯到孩童时代。作为孩子，我们大多数人会因为生气而受到惩罚或孤立，譬如被关到房里闭门思过，直到我们能“变安静”或“变乖”为止。

一直以来，我们一次次地被告知，表达愤怒是不好的行为，发泄愤怒会给我们带来更多痛苦。因此，一些人学会了压制愤怒情绪，一些人则叛逆地时常对自己发泄。

不管我们愤怒的模式如何，当我们把它释放出来的时候，我们总能察觉到，愤怒正在破坏人际关系、破坏信任，它会慢慢地把我们的生活搞得乱七八糟。这进一步证实了我们是如何被教育的：不论是感到愤怒还是表达愤怒，都是不好的行为。

我们该如何处理愤怒情绪呢？

如果我们无法避免愤怒，那我们该如何应对它？

这就是敲击的切入点——在不伤害我们自己、我们的生活或人际关系的情况下，利用我们感受和表达愤怒的方式来维持身心的健康。

在研究如何利用敲击来释放愤怒前，我们先做一些敲击来感觉愤怒吧。这一轮敲击能帮助我们在后面的敲击过程中更好地释放自己。

## 愤怒是与生俱来的本能

想一想，面对愤怒，你通常是怎么反应的？你是否经常发泄出来，却发现自己仍然很生气？

如果你常常谴责愤怒，那么请注意观察，当自己将不愉快的事情彻底宣泄出来时，你的心情如何。在 0 ~ 10 分的范围内，给这种挣扎感的强度打分。

相反，如果你倾向于抑制自己的愤怒，以求避免引起更多问题，那么，请注意自己在感到愤怒和表达愤怒时，内心出现了怎样的不安情绪。在 0 ~ 10 分的范围内，给这种不安全感的强度打分。

深呼吸三次。我们将从敲击三下手刀点开始。

手刀点（重复三次）：尽管愤怒给人不安全的感觉太过强烈、太具有破坏性，但我还是愿意接受我的真实感受，并从现在开始体会它。

眉毛内侧：这愤怒的感觉……

眼睛外侧：很不安全……

眼睛下方：它太具有破坏性……

鼻子下方：这愤怒的感觉……

下巴：让我感到不安全……

锁骨：它太具有破坏性……

腋下：这愤怒的感觉……

头顶：我不能让它发泄出来……

眉毛内侧：当我发泄愤怒的时候，会引起更多的问题……

眼睛外侧：即使情绪爆发，我也无法让它消失……

眼睛下方：这愤怒的感觉……

鼻子下方：要么我不能让自己感觉到它……

下巴：要么我不能让它释放……

锁骨：但我都无法避免……

腋下：它现在正在我的身体里面……

头顶：现在我感受到了这种情绪……

眉毛内侧：让这种愤怒发泄出来是可以的……

眼睛外侧：我可以接受它，它是我与生俱来的一部分……

眼睛下方：我可以放开我的羞耻感，去感受愤怒……

鼻子下方：我能让自己感觉到它……

下巴：它的出现是为了保护我……

锁骨：现在感到愤怒的情绪是安全的……

腋下：我不需要再坚持下去了……

头顶：感到愤怒的情绪是安全的……

深呼吸。在 0 ~ 10 分的范围内，重新评估你感受到的愤怒的强度。继续敲击，直到你感受到你的愤怒已达到一定的安全水平。

## 你无须压抑自己太久

想象着给一个轮胎打气，首先把气打满，然后不停地往里面打更多的气。当空气不断地打进轮胎时，轮胎的边缘开始向外膨胀，并慢慢超出极限。橡胶变得越来越薄，最后压力太大，轮胎爆了。

即使我们已经养成了抑制愤怒的习惯，但在某些时候，愤怒情绪带给我们的压力会越积越多，多到我们难以承受。最后，就像无力承受的轮胎一样，我们“爆炸”了。

在这个练习中，你将让自己感受到压力，并注意到自己身体的哪个部位压力最大。尽管如此，你还是需要用一个简单而有力的敲击练习来释放它，以便让自己体验真正的解脱与平静。

这个练习只适用于你个人，所以开始敲击吧，把你的愤怒发泄出来。这是一次难得的机会，能让你在不受影响的情况下发泄愤怒。

这一次我们将从敲击开始，然后去关注一些具体的人和事。

做三次深呼吸。我们将从敲击三下手刀点开始。

手刀点（重复三次）：尽管我浑身都充满了愤怒，它又强烈又易爆发，而且仍让我感到不安全，但我还是接受我此刻的感觉。现在，我选择让它释放。

接下来，在敲击的同时，一次次地完成同样的句子。要知道，问题不分大小，你可以复述一些让你特别生气的事情，或者用不同的事件和人填满每个空白处。循环起来，并不断敲击穴位。即使你十分抗拒，也要先完成填空。

眉毛内侧：我为____________________感到愤怒。

眼睛外侧：我为____________________感到愤怒。

眼睛下方：我为____________________感到愤怒。

鼻子下方：我为____________________感到愤怒。

下巴：我为____________________感到愤怒。

锁骨：我为____________________感到愤怒。

腋下：我为____________________感到愤怒。

头顶：我为____________________感到愤怒。

眉毛内侧：我为____________________感到愤怒。

眼睛外侧：我为____________________感到愤怒。

眼睛下方：我为____________________感到愤怒。

鼻子下方：我为____________________感到愤怒。

下巴：我为____________________感到愤怒。

锁骨：我为________________________________感到愤怒。

腋下：我为________________________________感到愤怒。

头顶：我为________________________________感到愤怒。

眉毛内侧：我为____________________________感到愤怒。

眼睛外侧：我为____________________________感到愤怒。

眼睛下方：我为____________________________感到愤怒。

鼻子下方：我为____________________________感到愤怒。

下巴：我为________________________________感到愤怒。

锁骨：我为________________________________感到愤怒。

腋下：我为________________________________感到愤怒。

头顶：我为________________________________感到愤怒。

深呼吸，注意你此刻的感受。

你的愤怒是否发生了变化？是变得更强烈，还是变得没那么气势汹汹？是变得更易于爆发，还是变得缓和了许多？当你对愤怒进行敲击时，你是否体验到什么感觉，比如疼痛、刺痛、热或者冷？

现在，把你的愤怒想象成一个有形的物体。

你的愤怒有颜色吗？

把你的愤怒聚集起来，放进一个盒子里。你的愤怒之盒有多大？有多激烈（或热、冷等）？在 0 ～ 10 分的范围内对它进行打分。

对愤怒之盒带来的全部力量和压力进行敲击。例如，你的敲击可以这样开始：

眉毛内侧：这装满愤怒的盒子……

眼睛外侧：里面有这么多的压力……

眼睛下方：这么多的热气……

鼻子下方：这愤怒的情绪……

下巴：它是红色的……

锁骨：它在燃烧……

腋下：这愤怒的情绪……

头顶：它快要爆炸了……

持续敲击，直到你感觉到自己的愤怒之盒在逐渐变小。

然后，如果你准备好了，就进一步在打开愤怒之盒时敲击，释放剩下的愤怒。就像这样：

眉毛内侧：这装满愤怒的盒子……

眼睛外侧：我现在打开它……

眼睛下方：释放内心的愤怒……

鼻子下方：把这些情绪释放出来……

下巴：情绪盒子变得更平静了……

锁骨：我现在可以让这种愤怒消失……

腋下：我现在可以释放了……

头顶：现在的我，感觉冷静而平和……

继续敲击，直到你实现自己想要的平静。

如果你的愤怒没有消散，那就一边充分敲击，一边向自己：

为什么我还在生气？

我到底为什么会生气？

我愤怒的情绪是什么？我身体的哪个部位能感知到它？

敲击你发现的内容，持续敲击，直到你体验到所需要的放松。

当你的愤怒和其他相关情绪被释放时，你可以用一些积极的敲击来结束整个过程。

眉毛内侧：这些愤怒的情绪……

眼睛外侧：所有的愤怒情绪……

眼睛下方：感觉我的体内有一场风暴……

鼻子下方：它们产生了这么多的压力……

下巴：这些愤怒的情绪……

锁骨：把它们释放掉是安全的……

腋下：现在，感觉到平静是安全的……

头顶：我不再需要这种愤怒了……

眉毛内侧：现在，我可以释放这些情绪了……

眼睛外侧：我可以把它们发泄出来了……

眼睛下方：我可以从我的身体里释放它们……

鼻子下方：把它们从我的脑海中释放出来……

下巴：释放这些愤怒是安全的……

锁骨：离开这些愤怒的情绪是安全的……

腋下：它们的存在是为了保护我……

头顶：我很感激……

眉毛内侧：这些愤怒的情绪……

眼睛外侧：它们让我变得安全……

眼睛下方：但我不再需要它们了……

鼻子下方：现在我可以从身体的每个细胞里释放它们……

下巴：没有这些愤怒的情绪，我也是安全的……

锁骨：现在我选择让自己感到平静和放松……

腋下：我选择让身体感觉平和……

头顶：现在，我感到平和……

注意你现在的感受。多次重复这一练习，因为你需要完全释放你的愤怒。当然，你也要注意释放愤怒是如何影响你的情绪“负荷”的。

你是否感到更加轻松，更加精力充沛，更加富有灵感？

请注意释放愤怒是如何在方方面面影响你的日常生活的。

## 第 12 天　挑战最完美的自己：愤怒是生命最好的礼物

你站在海滩上，凝视着大海。

你看到一个巨大的海浪升起，它正随着自身体积的增加而不断集聚动力。海浪变得越来越大，实际上，它同时也在向你靠近，即将扑向你所站立的沙地。你对海浪的力量感到敬畏，同时也感到害怕，因为就在它袭来的那一瞬间，你很可能会被这巨大的海浪打倒。

然后，它突然就在离你几米远的地方坠落，把沙子和海藻冲到一边。你看到附近的孩子兴奋地尖叫着跑开。几秒钟后，尽管海浪再次向你袭来，你依然站在原地，不顾湿漉漉的身子，安然无恙地安静站着。几秒钟前，那似乎威胁到你生存的力量已经消失不见了，呈现在你面前的，只剩下一片广阔宁静的美丽海洋。

当感到愤怒时，我们也会有这种类似的经历。我们知道愤怒是存在的，我们看到它获得了动量，同时也意识到它对我们的威胁越来越大，但我们低估了自己抵抗它的能力。

从今天开始，你的挑战就是针对愤怒为自己创造新的体验。无论你愤怒的根源是什么，你的挑战就是习惯性地关注你的愤怒情绪。

接着，请尽快尝试敲击，去感受并释放自己的愤怒情绪，直到你感到平静和安宁，就像你目睹海浪落下时的心情一样。

我知道，我都知道，你并不想一直这么做。总之，持续敲击。你必须先释放愤怒，然后，平和，那个白隐禅师口中的“天堂”就会随之而来。

现在你的感觉如何？本周我们的敲击学习已经涵盖了很多领域。

请确保你完成了第 12 天的敲击冥想：释放怒火。更多相关信息详见附录第 283 页。敲击的时候，请让自己感受到愤怒的情绪，这样才能最终释放愤怒。当你终于摆脱愤怒的时候，你将获得一种前所未有的体验。

在第 13 天，我们将再次沉浸于过去，送给自己一个宽恕的礼物。

你是否已经准备好去体验很久未能体验到的轻松和自由？选择一天作为你阅读和敲击的第 13 天，并把它提上日程。

如果你今天被敲击和自己的愤怒情绪压得喘不过气来，不要着急。花 3 天、1 周，或尽可能多的时间来对你的愤怒进行敲击。给自己足够的时间，但仍要把第 13 天添加到你的日程表中。不如让我们这么写吧——“阅读第 13 天：情感自由日！”

### 小插曲

你做得很好！

请记住，当你前行的时候，总有那么几天会比其他日子更能引起你的共鸣。

这很好，也很正常。

只要感觉正确，就继续敲击吧！

在敲击冥想中更改情绪描述语。

敲击的要点不是说“咒语”，而是利用你的经历。

如果更换敲击的故事，能让你感觉更真实，就去做吧！

重要的是你在敲击，释放不再属于你的东西，我为你感到骄傲！你做得很好！坚持下去！

# 第 13 天
# 愤怒是岩浆，宽恕是大海

韦恩在父亲坟前大叫大骂了整整两个小时，好像要把这辈子所有的怒火都发泄完。恢复平静后，他回到租来的车上。的确，差不多该回家了，也没什么好说的了。

韦恩的父亲生前酗酒、好色，曾在监狱里服过刑。大萧条时期，他抛弃了两个儿子，离家出走。当时，大儿子才 4 岁，小儿子只有 16 个月。就在他离家当天，孩子们的母亲正在医院里生第三个儿子，也就是韦恩。两个儿子就这样被抛在家中，无人看管。

因为有这样的父亲，韦恩小时候一直辗转于各个寄养家庭之间，最后被送进一家孤儿院。在韦恩 10 岁的时候，他的母亲终于有能力将儿子们接回家，但是韦恩的生活早已面目全非，他将自己遭遇的一切归咎于父亲。

那天，当韦恩第一次站在父亲坟前时，他心里很清楚一件事：父亲根本不配得到他的爱。耿耿于怀有多自伤，韦恩永不原谅父亲的决心就有多坚定。

你曾有过那样的感受吗？谁是让你恼怒多年的对象？

愤怒是我们人类最强烈、最炽热的情绪之一。常言道，愤怒就像滚烫的岩浆，从我们内心的小火山里爆发而出。

即便如此，我们仍然任由这种情绪一次又一次地灼伤自己。

为什么我们要这样做？

为什么明知宽恕能让自己好受些，却还要以愤怒来自伤？

这两个关键问题我们从昨天就开始思考了。今天，我们要更加深入地探讨这两个问题，并以全新的视角看待将愤怒转为宽恕这件事。

## “我不愿原谅”

我有一个名为“我不愿原谅”的视频在网上很受欢迎，已经被全世界数以万计的网友分享、点赞并转发。视频的文字内容是这样的：

手刀点：虽然我不愿原谅他们对我的所作所为，我却深深地爱自己，接受自己的一切。

不管你心底的想法多么美好、多么健康，你不愿意原谅的到底是谁？

即便你告诉自己已经走出阴影，但一句尖酸刻薄的话，一通没有回音的电话或邮件，就能卸下你的闸门，愤怒和耿耿于怀便如洪水般倾泻而出。

对你而言，你不愿原谅的那个人是谁？

为什么原谅他如此困难？

## 我们为什么总是耿耿于怀？

想象你站在十字路口，身边有个天真的孩子正在四处蹦跶，全然不顾街道上正车水马龙。你看到一辆车迎面开来，就在这时，那个孩子居然溜达到安全区外几英寸的地方，于是你不假思索地伸出手，一把抓住她的背包，在车辆驶来前将她拉回了安全区域。那一刻，你伸出双手拉回孩子的举动正是当你想要原谅别人时的本能反应。

人们本能地认为，耿耿于怀才是明智之举。但是，愤怒是灼热的，甚至会灼伤自己。事实上，愤怒等同于情绪上的自我防备，所以从某种程度上讲，愤怒也会保护你。

直觉告诉人们，原谅这种行为充满风险，就像我们认为那个孩子朝着迎面开来的车辆蹦去，迎面会“撞”上巨大的危险一样。托尔是本书中“第 2 天”故事中的和平爱好者，他会选择原谅，然后再一次迎来“毁灭”。而你在潜意识里更希望自己成为谨慎的克罗格，也许他不太喜欢恐惧或愤怒这类情感，但他会“存活下来”。我们在“第 2 天”那里学过，生存是大脑直觉的第一要义，人类的第一直觉是首先要确保个人生命安全。

当你尝试着想要原谅某个人时，你的直觉会将你拉回“愤怒区”，因为只有这样才能确保你不会被疼痛“辗压”。这就是为什么原谅一个人如此困难，而心存怨念、不愿原谅却如此自然。

如果你潜意识中所谓的危险其实根本不存在，你会有何反应？如果那个孩子看似即将迎面撞上的车只是一个镜面反射，就像一场循环放映的旧电影，你会有何反应？如果你的直觉急于避开的事情实则只是一个幻想，或者只是一个你完全可以应对的威胁呢？如果以上的假设成真，那还值得你去愤怒吗？还是说，原谅才是更好的选择？

## 原谅可以迟到，但不能爽约

那天，当韦恩上车准备回家时，他心底有个声音告诉自己要做一件事，而这件事让他始料未及：回到父亲的坟前。

韦恩不知道自己究竟是受到了何种力量的指引，他推开了车门，再次站到父亲的坟前。接下来他不假思索地说：“从今往后，我只会向你献上我的爱。我凭什么怪罪你？凭什么说你没有尽力？我对你在世时的生活一无所知。从现在开始，我只会爱你。从现在开始，我原谅你。”让韦恩既震惊又欣慰的是，他不是嘴上说说，而是打心底里这么想的。

自那不久，韦恩乘飞机前往佛罗里达州（Florida）的劳德代尔堡（Fort Lauderdale），并在一家汽车旅馆里住了 14 天。短短两周时间，他创作了自己的第一本书《你的误区》（*Your Erroneous Zones*）。同时，他改变了自己的生活方式。他开始有规律地跑步，减重很多。更重要的是，他的整个状态都变了。他感觉身体又一次充满力量，好像有一束光照进了生命之中。随后，他的一些希望变得不再渺茫，梦想也得以实现了。

《你的误区》于 1976 年首次出版。这本书占据《纽约时报》畅销书排行榜 64 周，累计销售了 3500 多万册。此后，韦恩陆续写了几十本书，其中一些也成了畅销书。他经常做客于美国公共广播公司（PBS）的节目，他的故事激励了全世界无数的观众。

这一切都发生在韦恩释放愤怒、原谅父亲之后。丢掉沉重的情绪负担，韦恩展现出了最完美的自己，最终梦想成真。

此后，韦恩·戴尔的故事改变了数以百万计人的人生。

如果你能原谅那个一直让你耿耿于怀的人，你的人生会发生什么变化？无论那个人是生是死，如果你最终释怀、放下怨愤，你将会发生怎样的变化？

你要原谅谁？

接下来的练习需要你做笔记，请在开始前准备好纸笔或电子设备。

准备好，深呼吸三次。

想象那个你不愿原谅的人正走进你的房间，留意你当时的感受。

你紧张吗？

你悲伤吗？

你愤怒吗？

当对方走到你的面前，你的脑海中会浮现出什么画面？你会有何感想？

坐下来，花几分钟时间思考这些问题，用笔记下心中的答案，这样就可以逐一解决这些问题。现在，你需要寻找的是自己此刻对那个人的情绪，以及那个人是如何勾起了你的回忆。举个例子，也许你会说："当看到父亲走进房间，我内心的怒火喷涌而出。我想到的是他从来没有待在我们身边，陪伴我们长大。"或者是："我太生气了，前男友居然劈腿。"抑或是其他一切令你愤怒的事情。

相信自己最初的直觉，分辨是身体的哪一部分出现了这种感觉，并用数字 0 ~ 10 的分值给你的感受强度打分。

深吸一口气，我们将从敲击三下手刀点开始。

手刀点（重复三次）：尽管我_________（填入自己的感受），但我深深地爱自己，并完全接受自己。

眉毛内侧：_________（填入自己的感受）……

眼睛外侧：_________（填入自己的感受）……

眼睛下方：当我看到我的_________（填入自己的感受）……

鼻子下方：我感受到身体_________（填入自己的感受）……

下巴：我难以释怀……

锁骨：我已经耿耿于怀很久了……

腋下：我不愿释怀……

头顶：_________（填入自己的感受）……

眉毛内侧：我的身体感受到_________（填入自己的感受）……

眼睛外侧：这回忆_________（填入自己的感受）……

眼睛下方：当我看到我的_________（填入自己的感受）……

鼻子下方：我感受到身体＿＿＿＿＿（填入自己的感受）……

下巴：而我无法释怀……

锁骨：我无法释怀……

腋下：我不愿释怀……

头顶：＿＿＿＿＿（填入自己的感受）……

眉毛内侧：我已经耿耿于怀太久了……

眼睛外侧：这让我筋疲力尽……

眼睛下方：或许是时候释怀了……

鼻子下方：我能开始释怀……

下巴：我不再需要这种＿＿＿＿＿（填入自己的感受）……

锁骨：这种情绪一直在伤害我……

腋下：这种情绪将我一直困在过去……

头顶：现在让这＿＿＿＿＿（填入自己的感受）随风而去吧……

在陈述经历的过程中，保持敲击。当你准备好了，请留意当你想象与那个人共处一室时的情绪强度，并以 0 ~ 10 分为其打分。

注意：如果你正在用敲击帮助自己走出一段充满虐待的情感关系或悲惨童年，你需要多次重复这个行为。但是你要知道，你的每一次敲击都是朝着正确的方向前进了一步。

不断重复这个过程，直到当你再次想象自己与那个人共处一室时内心平静，毫无波澜。

## 第13天　挑战最完美的自己：这不代表你还在我心里

我想告诉你：从小事做起，逐步累积。

我想让你尝试多多原谅那些曾经中伤你、打击你、惹恼你的人。

这是练习原谅的一种方式。但是今天，我不会要求你那么做。恰恰相反，我要求你直接命中靶心。

我要求你原谅那个让你无比愤怒的人。

那个深深地辜负了你、根本不值得你原谅的人。

我要求你全力以赴，疗愈那份情感创伤。

这似乎不太可能完成，或者说工作量太大。这个要求似乎挺过分。

的确，我不了解这份情感创伤背后的渊源和细节，但我知道你有绝对的权利去表达那种愤怒，你也有足够的理由拒绝原谅他或她。

愤怒也好、拒绝原谅也罢，都是阻拦在你和最完美的自我之间的一块巨石，如果你不能将它挪走或让它远离自己，你将一直深陷于如何呈现自我、应该做些什么、如何才能真切感受到自己所处的困境之中。

如果你说服自己要原谅的那个人还活着，你要认识到原谅他或她并不代表对方会有所改变。

原谅一个人并不意味着允许对方重新回到我们的生活中，也不代表我们认为对方“这次肯定会有所改变”。所以在选择原谅之后，你可能需要控制与对方的联系，甚至是避免与其相处。重要的是你正在运用上述练习来原谅那个人，无论对方曾经是否做过伤害你的事情，是否说过中伤你的话语。你要先接受自己的想法，再用敲击进行疗愈。

这的确是一件很困难的事情，但是你依然要对成功心怀期待，也要知道这种方式也许会耗费更多时间。

这不是一场比赛，但你要逼迫自己冲向释怀与平静的终点。

你要不断地坚持，直至感觉到自己的变化。这需要一个过程，你要坚信，更要明白所有的结果终将在适当的时候出现。

在你疗愈情绪伤口的同时，也要关注自己在其他方面的转变。

你是否变得更有耐心，更爱你的伴侣？

你是否成功吸引到那个你朝思暮想的人，而不是某个试图帮你疗愈旧伤的备胎？

你的财务状况有所改变吗？你的身体开始慢慢地恢复了吗？

就这样，一边敲击，一边学着原谅，亲眼目睹自己的身体和生活所发生的改变。

恭喜你完成了今天的练习！原谅是治疗情绪伤害的核心，可以帮助你成为最完美的自己。这个过程着实不易，我为你的毅力感到自豪。

第 13 天的敲击冥想 ：“我不愿原谅”，详见附录第 285 页。

现在你已经卸下沉甸甸的情绪重负，是时候在日程表上增加第 14 天的内容了！我们即将结束第二周的疗愈之旅。接下来，减少一些自我成长的工作量，增添一丝惬意，审视一下自己现在的状态。

# 第 14 天
# 疗愈是一个循环往复的过程

麦克斯韦尔·马尔茨（Maxwell Maltz）是 20 世纪 50 年代的一名整容医生，当时，他注意到自己的病人身上出现了一个有趣的症状。

通常情况下，在做完整容手术，比如整完鼻子后，病人要花 21 天时间才会习惯自己外貌上的变化，有些病人甚至会在截肢后的 21 天里患上幻肢综合征。马尔茨医生对此很感兴趣，很快，他发现自己也要花 21 天的时间才能适应一些新的习惯。

21 天。

长到让人觉得可信，又短到令人觉得可行。因为谁不想在短短 3 周内改变自己的人生呢？

这个想法非常吸引人，使得数十年间一些自我提升大师全都将此奉为圭臬。久而久之，越来越多有关自我提升的书籍和课程都认定一个人得花 21 天时间才能形成新习惯，适应新状况。

想到本书现在才出版，所以你很可能之前就听说过这个观点，当然我也不例外。但问题是，一直以来大家都误解了马尔茨医生的发现。他并没有主张一个人需要 21 天才能形成新习惯，他只是发现，通常情况下，一个人大约或至少需要 21 天才能完全形成新习惯或适应新状况。

大约 21 天。至少 21 天。

其实 21 并非一个具有绝对标志性意义的数字。它更像一个通用指南，告诉大家至少需要 21 天时间，人们才能获得更大的改变。实际上，各种因素都会影响改变发生所需的时间。

在过去 5 天里，你一直在用敲击释怀过去，发掘、释放自己的一些深层情绪，审视它们对自己当前一些选择的影响。今天，我们回顾一切有用的部分，也想想如何从这次疗愈体验中获得最大的收益，只用 21 天就甩掉情绪包袱。

## 进步慢一点，真的没关系

你是否花了 19 天的时间才完成第 14 天的练习？甚至超过 19 天？还是不到 14 天就完成了它？或者，你花了 2 年时间才完成第 14 天的练习？你每天都坚持敲击吗？你有没有为自己三天打鱼两天晒网而感到内疚？

多年以来，我注意到热衷于自我提升的人群里存在着某种趋势：人们总认为自己不够努力，没有年复一年、日复一日地努力提升自我。这些人长期坚持读书、听广播、参加各类活动，却仍然觉得自己没能达成改变自己、改变人生的期望。这种总觉得自己不够努力的观念给我们带来了极大的压力，有时它甚至阻碍了我们的进步。所以听好了，我希望你能好好地使用这本书。

我要你每天坚持敲击，每天都坚持一个完整的疗程。我很清楚，这本书有着无穷的潜能，能帮助你成为最佳的自己，进而达到最佳的生活状态。我相信你，我也相信敲击的效果。

我曾亲眼目睹有人坚持敲击后，整个生活发生了惊奇又励志的巨变。哪怕每天只敲几分钟，你都能看到较好的疗效！

我希望敲击能对你有所裨益。我真的迫不及待地想知道敲击是如何帮助你展现最佳的自我的。要知道，我们每个人都在不同的情况下，不同的时间点，以不同的步调发生着改变。改变的过程可能会充满变数，因为生活有时很复杂，它会迫使我们放慢速度。

没关系，这很正常。

在回顾你这两周来的改变之前，我想说：

你不是一个大麻烦。

你不是某个项目。

你无须调整自己。

即便你觉得生活没有反映出最好的你，你也要知道自己正处在正确的位置上。即便你觉得自己并没有处于最佳状态，你也要知道这不代表你不优秀。相反，这意味着一股未被察觉的潜能正在推动着你前进。这也并不意味着你很差劲或者你是个大麻烦。也许你会在生活中遇到许多问题，但生活出现问题并不代表你本身也有问题。

所以，让我重申一遍：你不是一个大麻烦。你不是某个项目。你无须调整自己。

这场疗愈之旅会让你以全新的、更深层次的姿态找到最完美的自我。你会认识到，自己在生活中的某个或多个方面有着巨大的潜能。其实，从某种程度上说，要展现最完美的自我就是要接受自己的瑕疵。

即使这场旅途已经过去了 14 天左右，也请不恐慌。要相信直到第 14 天，你都一直在以正确的步调前进。你可以改变自己的步调，也可以选择保持不变，这取决于你自己。但是，在旅途中时刻保持内心的平静对前进至关重要。

要在对的时间做对的事情。

还记得在第一周里，我们是如何集中精力保持平静，对抗恐慌的吗？

现在，花点时间想想你的疗愈之旅，想想你已经完成的敲击疗程，以及你花了多长时间才开始第 14 天的内容。想想当你集中精力思考自己在旅途中的位置时，你会感到多“恐慌”——紧张、担心、焦虑、内疚、气馁、沮丧？现在，在 0 ~ 10 分的范围内，给你的这些情绪强度打分。

做三次深呼吸。我们将从敲击三下手刀点开始。

手刀点（重复三次）：尽管我对自己在疗愈之旅和生活中的位置感到恐慌，但我还是爱着自己，并接纳自己的感受。

眉毛内侧：这种恐慌的感觉……

眼睛外侧：我感觉我自己进步得不够快……

眼睛下方：感觉自己进步得还不够多……

鼻子下方：我还感觉不到最佳的自己……

下巴：这样让我感到恐慌……

锁骨：我在生理上感到恐慌……

腋下：我想现在就有个好结果……

头顶：我想现在就展现最佳的自己……

眉毛内侧：这种恐慌……

眼睛外侧：我能感觉到它……

眼睛下方：我从生理上感到恐慌……

鼻子下方：现在我想有个好结果……

下巴：我现在就需要个好结果……

锁骨：这种恐慌……

腋下：拖慢了我的步伐……

头顶：令我崩溃……

眉毛内侧：这种恐慌困住了我，我能一直感受到它……

眼睛外侧：但要是我能现在就释怀呢？

眼睛下方：要是我选择保持平静呢？

鼻子下方：我相信我正在前往该去的地方……

下巴：我相信我正在展现最完美的自我……

锁骨：我能够感受到内心的平静……

腋下：我能看清生活中的种种问题……

头顶：但我依然感到内心平静……

眉毛内侧：我正在努力……

眼睛外侧：每次都前进一步……

眼睛下方：所以心安理得地放松吧……

鼻子下方：原谅这个“不完美”的自己……

下巴：要相信我自己……

锁骨：要知道一切正在按计划发生……

腋下：我的身体感到安全与宁静……

头顶：就在此刻……

深呼吸。针对你在疗愈之旅和生活中所处的位置，回过头来审视自己的恐慌感受，并用 0 ~ 10 分的分值给恐慌强度打分。持续敲击，直到你认为内心达到理想的宁静状态。

## 重新找到你的问题

数不清有多少次，我的客户、高层以及来听课的学员通过剖析一些看似毫无关联的事件、回忆或过往的情绪体验，从而完成了最有力的自我突破。

通过敲击释放儿时遭受霸凌的记忆，他们缓解了自己多年来的经济压力。

通过敲击释放早年被老师或教练严厉批评的记忆，他们彻底治好了困扰自己多年的慢性疼痛。

儿时，我们的潜意识会吸收各种与我们有关的讯息，无论成年后我们是否会意识到它们。

在过去的这一周里，运用敲击，你发现了一些可能会影响你每天状态的深层情绪或精神。

不要思虑过多，花 1 ~ 2 天的时间来疗愈你的突出问题——它可能是与你有着密切关联的某人，也可能是没有得到彻底解决的事件。

## 第 8 天　寻找身边的小确幸

如果有一天，一个神圣的使命突然将你唤醒，你会有何感受？你会非常出色地完成使命吗？会以崭新的方式回应或应对吗？你这一天会过得如何？

我们用敲击疗法种下第一粒种子，许给自己一个愿景，想想最完美的自己应该是怎样的，最完美的自己最期待感受到什么。

我们也会用敲击来消除提升自己时的劳累，这样我们就可以重新开始，为当下和未来创造一个真实的愿景。

第 8 天　挑战最完美的自己：下一站目标（第 82 页）

第 8 天　敲击冥想：与意愿贯通（第 271 页）

## 第 9 天　为什么身体会失控?

如果每天的能量有限，你会如何使用它？思考一下我们每天会耗费多少能量来处理过去的事情。虽然你可能倾向于略过所有过去的事情，但一般而言，清除过去的情感“污泥”是让你走向完美最快、最直接的方式。因此，一旦忽视这一点，后果自负。

第 9 天　挑战最完美的自己：注意最常犯的错误（第 96 页）

第 9 天　敲击冥想：学会放手（第 274 页）

## 第 10 天　这不是你的错，只怪童年创伤不肯撒手

今天，我们来思考一下费利蒂博士那个失败的研究项目，他们是如何实现了一个更大的目标——帮助我们发现童年不幸经历对人生的影响。

临床研究证明，敲击对创伤后应激障碍的疗效要远强于传统疗法。通过敲击疗法，我们开始审视过往的经历与情绪，这需要我们予以更多的注意力。

同时，我们也审视了遭受过心理创伤的战俘们，了解到他们背后那些令人难以置信的故事，这能激励我们全体共同迈向一个更加光明的未来。

在你决定忽视回顾这天之前，请深吸一口气。我明白你并不愿走到这一步。我能理解，真的，但这些年来，我已治疗过太多有着童年创伤的人。如果没有使用敲击疗法，他们根本不可能恢复到现在这个程度。在这点上相信我，可以吗？你不会为此而感到后悔。如果你觉得自己受到了召唤，需要回头再思考一番，请相信我，你很快就能好好地释放自己了。

第 10 天　挑战最完美的自己：放下过去，放过自己（第 109 页）

第 10 天　敲击冥想：释放过去，重感心安（第 277 页）

## 第 11 天　今天，你逃避了吗？

一头北极熊、一只负鼠与一只兔子之间有什么共同点呢？

而我们人类又与这三者有何共同之处？

在这一天，我们要探索对恐惧和创伤的原始反应，即冻结反应。我们也要了解这种反应对我们生活的影响，并运用敲击释放这种恐惧。

我认识的所有人，包括那些没有创伤经历的人，几乎都与这一章相关。理解冻结反应能非常奇妙地解放最完美的你！

第 11 天　挑战最完美的自己：化阴影为泡影（第 121 页）

第 11 天　敲击冥想：解除僵直，体验心安（第 280 页）

## 第 12 天　愤怒，就应该发泄出来

在这一天，我们学习了发现并释放我们最原始、最有必要出现的情感禁忌——愤怒。

我们也了解到波比的故事。得益于敲击疗法，她释放了内心深处对暴虐父亲的愤怒，终于在饱受数十年的慢性生理疼痛后重拾活力。

这是个让人如释重负的大日子！

第 12 天　挑战最完美的自己：愤怒是生命最好的礼物（第 134 页）

第 12 天　敲击冥想：释放怒火（第 283 页）

## 第 13 天　愤怒是岩浆，宽恕是大海

你不原谅谁？如果你原谅了对方，你将打开内心的哪些方面？

当我们审视原谅的力量时，我们了解到一个关于持久的原谅能带来转变的故事。运用敲击疗法，我们开始体验相同的过程，以及随之

而来的内心深处的缓解与自由。这是一个很重要的话题。一旦你真的选择原谅，你会惊叹于自己所释放的巨大能量。

练习：

原谅可以迟到，但不能爽约（第 140 页）

第 13 天　挑战最完美的自己：这不代表你还在我心里(第 144 页)

第 13 天　敲击冥想："我不愿原谅"（第 285 页）

选择 1 ~ 2 天，记下你认为比较突出的一些状况。尽量回答得具体一些。不要只写"引起共鸣"这类句子，可以写写为什么会引起共鸣。例如，第 13 天的练习让我认识到自己面对的挑战是勇敢说不——在幼儿园的时候，我因为说不而遭到了老师的惩罚。

第 ____（填上数字）天对我而言很特别，因为这一天 ______。

要在这种问题上多做敲击，不仅要敲击回忆，也要敲击回忆所引发的情绪，直到那件事给你带来的情绪冲击逐渐降低。

接下来，问问自己：这件事如何让我觉得自己无力？举个例子，或许当年在幼儿园，正是老师对你的怒斥让你认为"说不"是一件坏事。

写下那件事给你造成的束缚性信念：____________________。

深呼吸。如果用 0 ~ 10 分的分值来打分，你的那个观念有多真实？

接着敲击你的束缚性信念。以我为例，这次敲击的过程应如下：

手刀点（重复三次）：尽管当年幼儿园的老师怒斥我，让我以为自己不应该说不，但我还是爱着自己，并接受自己现在的感受。

眉毛内侧：我无法说不……

眼睛外侧：我不应该说不……

眼睛下方：我知道这其实不是真的……

鼻子下方：但这依然让人觉得真实……

下巴：当年幼儿园的老师怒斥我……

锁骨：我当时感到很害怕……

腋下：我为自己对她说不而感到羞耻……

头顶：我当时明白自己不该说不……

眉毛内侧：但这不再是真实的感觉了……

眼睛外侧：我大脑的意识是明白的……

眼睛下方：但我的意识仍然惧怕说不……

鼻子下方：当我要说不的时候，我紧张得动不了……

下巴：因此我反而说了好……

锁骨：说好的那一刻，我感到轻松……

腋下：但过后我又希望自己说的是不……

头顶：我厌烦了自己其实想说不，但说了好……

眉毛内侧：我可以释放自己说出不时的恐惧……

眼睛外侧：我现在能做自己的主……

眼睛下方：我可以缓解那天我感受到的恐惧……

鼻子下方：我现在可以很心安地说不……

下巴：不……

锁骨：我正在说不……

腋下：有需要时我能随时说不……

头顶：说不对我而言是安全的……

如果你准备好了，就请深吸一口气，并再次在 0 ～ 10 分的范围内，给你受限心理的真实感打分。持续敲击，直到这种真实感消失。

有需要的话，在第二周的时间里，你可以继续重复这个过程，直到你感觉到自己已准备好开启第 15 天的旅程。

## 第 14 天 挑战最完美的自己：给你一个惊喜

惊喜吧！今天没有挑战。你已经坚持到了第 14 天，恭喜你！

找点空闲时间嗅一嗅玫瑰的香气，给自己沏一杯最爱喝的茶，跟朋友煲煲电话粥，或者凝视一朵美丽的花。

尽情地去做、去享受任何能让你心花怒放的事。

第 14 天的敲击冥想：我不要被干扰。详见附录第 288 页。

现在，你可以花点时间将第 15 天加入日程表。你可以写下一句话，例如："我准备好迎接第 15 天了。"这肯定很有意思！

# 第3周

# 不忘初心，活出自己最爱的状态

THE TAPPING SOLUTION
FOR MANIFESTING YOUR GREATEST SELF

你是否希望自己每一天都有所成长？是否因为自己拥有一堆缺点而闷闷不乐？是否总是试图取悦别人，即便他们不喜欢你？活出自己最爱的状态吧，最完美的你将从这一刻开始！

# 第 15 天

# 最好的终点，只能由你选择

我跟读者提过，这是我的第四本书。

我一直都想写作，也经常告诉他人，我很享受写作。我总会一边忙着害怕提笔，一边又期待出现写作的真实情况，包括构思与重写的过程。

那时候，我真恨不得自己能赶紧写到下一章……不过，我最终也只能先写完笔下的这一章。

那时候，我提醒自己，别忘了回电话、回邮件，尤其是要记得回电话（我很擅长在电话里畅谈，这种快乐有助于写作）。我告诉自己还得忙第二天的事，不能只是静静地坐在这里纠结于笔下的这一章。

啊！截稿日期已定。我今天必须写。

（你们不太清楚拖延症，对吧？我可能是唯一一个重度拖延症患者……）

写第一本书期间，我在哀叹截稿日期的间隙问了自己一个问题，从此，我改变了自己的写作方式。问题是这样的：

我该怎样做才能愉快地写作呢?

我没有立下宏远的目标，只是希望自己写作时能稍稍惬意一点。之后，每当开始写作时，我便会问自己诸如此类的问题。例如：

我该怎样做才能更加享受写作的过程呢?

我该怎么先让自己愉快地度过写作前的 5 分钟，激发动力后再提笔创作呢?

有时候，我会给自己泡一杯茶、一杯咖啡或者制作一杯绿色思慕雪（一种盛在杯中的健康食品，其主要成分是新鲜的水果或者冰冻的水果。——译者注）。其他时候，我会挪到自己最喜欢的一张椅子上，或者干脆去户外写作。更多时候，我会把一段 55 分钟长的广播当作背景音乐来听，以便让自己集中精力，至少保证足够的工作时间。

这些对写作日常的微调已经给我带来了翻天覆地的变化。当我又一次害怕提笔时，我会问自己这些简单的问题（并随之改变了我之前的写作习惯），或者让自己在背景音乐的陪伴下继续埋头书写 55 分钟。

更重要的是，我再一次开始享受写作。

我之所以发生改变，是因为一个简单的认知，即必须平衡幸福感。

如果你能微调自己的日常生活，让自己变得更开心，更愉快，更接近自己的快乐终点，你的生活可能会发生什么?

前两周，我们已经学习了清理恐慌感并释怀过去。本周，我们将认识如何向前看，每天都离最完美的自己更进一步。

在开始最后一周的疗愈之旅前，让我们先来思考一下，如何每天用简单的方法制造出让自己感到幸福的 5 分钟。仅花 5 分钟去感受自己的存在，感受与享受幸福，就能给你带来巨大的变化。

## 把快乐放在首位

在希腊语中，许多词都可以用来形容我们口中的“幸福”。这也说得通，因为我们体验到的“幸福”是多姿多彩的。

很多时候，真实的幸福感就来自我们选择尽情品味人生的短暂时刻。就在此刻，你觉得幸福感应该是怎样的？

有时候，幸福感是你在观察或享受大自然时内心的平和感。

有时候，幸福感是你与朋友彻夜狂欢的满足感。

有时候，幸福感是花时间做自己最感兴趣的事的愉快感。

你的欢乐时光是怎样的？你的这些欢乐时刻包含了多少不同的感受与体验？这里有一张欢乐时光列表，它能让你好好思考一番：

花时间陪家人与朋友做木工
一个充满挑战但令人满意的运动
一个有趣的玩笑
完成一项大工程或任务
全神贯注地完成一项计划或任务
与爱人说甜言蜜语
冥想
在雨中跳舞
把时间花在自己最大的爱好上
尽情享受一个美妙的早晨
尝一口最爱的饮料
在车里随性肆意地放音乐
一个大大的温暖的拥抱
看一场精彩的电影
与宠物一起玩耍
陪伴孩子玩乐

| | |
|---|---|
| 敲击 | 走一条风景优美的路 |
| 大笑 | 在线观看一个很棒的视频 |
| 冲个澡放松一下 | 伴着一首好听的歌起舞 |
| 欢庆节日或假日 | 做一个自己最爱的瑜伽体式 |
| 收到好消息 | 享受一个欢笑时刻 |
| 助人为乐 | 碰到自己久违的朋友 |

每一项追求都能振奋你的精神，给你一天的生活增添色彩。

有多少幸福时刻对你来说是真实的？你还可以在这个列表中添加些什么？

现在，花点时间列出最近让你感到快乐的事项。

________________________________________________。

读一读你写的欢乐时刻表，看看自己有多么（或多么不）愉快。

## 不起眼的选择

希腊语中最接近“幸福”的单词是 eudaimonia。它的字面含义是“世界上存在着善良的精灵”，但它的准确含义更接近“人类繁荣”。不过，与易逝的幸福感不同，eudaimonia 是一种生活方式。亚里士多德（Aristotle）曾指出，它不仅涉及欢乐与惬意，还代表对学习的追求。

Eudaimonia 并不是财富、爱或功成名就等外部环境的产物。同样，拥有 eudaimonia 也不需要任何特定的外部环境。事实上，它是我们人类本能想要实现的目标。

从许多方面来看，eudaimonia 同样也是本书的主旨，即展现最完美的自己，进而活出最好的状态。

若想在这一境界不断提升，亚里士多德强调我们要选择自己的发展方式。想要展现最完美的自己，活出最精彩的人生，我们就要积极地追求成就感与自我价值，而不是被动地等着“它”——等着快乐、金钱、爱、目标、热情和精神生活主动来到自己身边。

Eudaimonia 听起来像个宏大的思想，但归根结底，它与日常生活中各种微不足道的选择息息相关。

我们是选择此刻活出精彩，还是选择活得没什么价值感呢？

我在写作前泡上一杯最爱的茶，其实就是选择了自我熏陶。通过这种方式，我不仅变得更高效多产，还能享受写作的过程。这样，我就达到了最极致的双赢。

小插曲

很少有人比苏斯博士（Dr.Seuss，出生于 1904 年 3 月 2 日，20 世纪最卓越的儿童文学家、教育学家。——译者注）更能捕捉到 eudaimonia 的精髓：启程向美好的前方跋涉吧！今天属于你！等着你的是崇山峻岭，快上路吧！

泡杯茶，按下音乐播放键，这就是我在面对截稿日期压力时选择的 eudaimonia。苏斯博士曾说：“是我自己选择了最好的终点，开始了跋涉之旅。”我的外部环境没有变化——截稿日期没变，工作量也没变，但我不再怀着沉重的心情面对截稿日期，反而感觉自己正在激动地迎接挑战。

前方还有哪些让人期待的终点？又是什么在阻碍着你前进？

## 让幸福来敲门

生活递给他一颗柠檬，
生活有时候就是如此。
朋友们同情地看着他，
猜想他已经被酸倒了。
过了会儿他们去看他，
只见他身子微斜，
一副悠然自得的样子，
啜饮着一杯柠檬汁。

这首诗最初被刊登在 1940 年的《扶轮》月刊（*The Rotarian*）上，意指最著名的说法——将柠檬变成柠檬汁。

不过，让我们更坦诚一点吧。当我们身处逆境，感觉自己陷入压力的旋涡时，其实不太可能将代表问题的柠檬转变为一杯柠檬汁。在那样的情况下，我们清醒地知道自己的生活环境，包括财务状况、交往关系、身体健康、家庭情况都需要改变。但问题在于，无论是全神贯注地“修补”外界环境，还是只做该做的事情，我们仍会被压力和恐慌压倒。

当把快乐和满足感融入日常生活中时，我们便选择了eudaimonia。而一旦做出这样的选择，我们就会发现周围的环境随着自己想法的改变而改变了(而不是环境改变选择)。

只要在日常体验中融入些许（或大量）的幸福感，我们就会觉得生活更多彩，自己也更有成就感，而事实也的确如此。

## 第 15 天　挑战最完美的自己：幸福感终会不请自来

尽管气候潮湿，天气阴沉，但我们仍有很多趣事可做。

——苏斯博士

我们在待办事项上划掉了一个又一个任务，结果却发现自己的清单越来越长。我们做得越多，就越容易发现自己做得还不够。

今天，你的挑战就是在纸上或在电子产品上记下三种方法，让你的任务变得更吸引人。听歌？点燃蜡烛？任务开始前和结束后跳一小段舞？边走边唱？

你还是感到压力沉重吗？如果你的脑子里只有任务，那你就很容易充满恐惧与烦躁。你需要一边思考，一边敲击。你需要观察自己的情绪起伏，努力清除不良情绪。你会发现，一旦自己开始这样做，幸福感就会主动在脑海中浮现出来。

写下上述列表，指定一天来完成任务（不要停，现在就将这个列表加入你的日程），或者至少让自己有明显的进展。时间快截止的时候，一定要从列表上摘选几个能增进快乐的事情，让你的整个体验更加愉悦，然后观察自己的感受。在完成任务的过程中，你有没有感到更加愉快？你是否不再害怕自己完成得不够多？你的效率有没有提高？

按照自己的需要，尽量增加一些愉快的体验来减轻思想负担，接着观察每一个事项做完后你的情绪体验。

当你完成了更多事项、体验到了更多愉悦感时，你就会发觉自己找到了最佳的组合。

第 15 天的敲击冥想：不起眼的选择，带来更多欢乐，详见附录第 291 页。

花点时间将第 16 天的练习加入日程。你可以继续保持这个进度，也可以根据自己的情况稍做调整。现在正式进入第 3 周的疗愈练习。我们将有更大的进步，所以，请一定要全程保持敲击！在第 16 天，你会发现成就最完美的自己的核心要素：如何练习自我接纳。我们同样会从新鲜惊奇的视角来认识自我接纳。

小插曲

啊！你感受到了吗？

如果还没有，那种内心深处如释重负的感觉就要扑面而来了。

敲击的次数越多，你就能更快、更彻底地感受到什么叫如释重负。敲击能最有效、最迅速地清理掉那些无益于你成长的因素。

所以，继续敲击，继续阅读本书。

你真的很棒！

还有一件事，有时候敲击给你带来的改变可能在长时间内难以察觉。你变得更加快乐，但你早已不记得自己以前的感受。你变得更加冷静，但你以为这一切都是必然的。

所以，稍微花点时间认真想想："我现在的状况与刚开始读这本书时相比有什么不同？"

赶紧承认自己的进步吧，进步不论大小！

# 第 16 天
# 接纳不完美的自己

窗外漆黑一片，只有鸟儿正在尖声鸣叫，仿佛在叫嚣着外面的世界都属于它们。远处层峦叠嶂的山峰就像巨大的黑色石头一样连绵起伏，让人只看得清那嶙峋的线条。

不到 5 点，第一个起身的僧侣便撞响鸣钟，叫醒了整个寺庙的人。接着，所有人开始清晨打坐——冥想 3 个小时。打坐结束后的鸣钟通常标志着一天的主餐开始，僧侣先用膳，之后依次是俗家弟子和施主。

每天早晨，人们都要花时间自理，他们既要锻炼，也要工作。寺庙里没有高科技，也没有什么物质可供享受，因此所有僧侣每日必须亲手照料大殿，打扫庭院。主餐过后，正午还有一顿，主要是上一顿的剩菜剩饭。这都是些粗茶淡饭，分量极不起眼。有些寺庙严禁午餐后再进食，只允许人们喝一些热饮。整个下午，僧侣们都会学经诵经，之后于晚间集合，再打坐冥想几个小时（比清晨稍长一些）。接着，他们才会就寝，然后第二天早早起床，重复与前一日相同的作息。

这就是佛教僧侣的日常生活。当然，这也只是小小一窥。

他们没有待支付的账单，不用在拥堵的交通环境里挣扎，也无须给别人回电话。此外，他们也极少与外界联络，不会被各种设备的响声所打扰。尽管一些僧侣会定期离开寺庙，去外面宣讲布道，但他们每天仍然会坚持打坐冥想几个小时，回归简单规律的寺庙生活。

正是这种规律的作息和长时间的打坐冥想，向我们解释了为什么针对僧侣的脑部扫描会显示他们的大脑容量在不断增加，衰老速度在逐渐变慢，更易表现出快乐与悲悯……

可以理解的是，我们阅读佛经，也是希望减缓衰老。同样，我们也想体验冥想的快乐。我们不断阅读，希望对自己的思想与身体有更多的掌控权。但生活如此忙碌，科技又大行其道，如果我们仍追求田园牧歌般的宏大愿景，到底会将我们自身推向平静之地，还是推离呢？

明确地说，我没有暗示你放弃一切身外之物皈依佛门的意思。我的意思是，我们中有许多人都热切期盼着远在天边的愿景，但它很可能会将我们推离平静之地。既然已经在日常生活中融入了更多幸福与快乐，那么，我们就要朝着这个方向更进一步。下面我们将学习如何在现代的真实生活体验中更好地接纳自己。

## 爱自己≠接纳自己的全部

我们生活在一个崇拜极端的文化中，潜移默化的训导会让我们以为追寻精神生活就是努力活得像个僧侣，认为成功就是活得“完美”。

同样，每当学习自我接纳与自爱时，就有人告诉我们要爱自己的全部。

但事实是：有时，我们早晨醒来是有口臭的；有时，如果我们不坚持冥想或敲击，整天都会过得很崩溃；有时，也许我们觉得自己状态很好，但更多时候，我们会感受到压力、焦虑与无聊；有时，我们甚至会在夜里无法入睡，我们的身体机能也无法很好地运作。

这就是生活的真相。我们都是肉体凡胎。

因此，想要展现最完美的自己，不断练习自我接纳和自爱至关重要。

但是，事情是这样的：你如果想竭尽全力地来接纳自己的全部，无条件地爱自己，那就过度了，也很容易招致失败。

你无条件地接受自己起床时的口臭吗？

你无条件地接受自己的坏心情吗？

可能并非如此吧。

你可能更想每天早晨起床后先刷牙，再叫上好友练习敲击，敲走一天的烦恼。

这很棒！你正在积极向前，改变自己不想接受的事情。

练习接纳自己的全部和无条件地爱自己的确是个好想法，但是如果我们太理想化了，只会让自己与真正的自我接纳与自爱渐行渐远。

我们中的绝大多数人都不是住在山顶的僧侣。我们的日常作息安排常常不可预见，我们经常遇见的那些人（包括我们自己），也几乎不会每天花五个小时来冥想。（不过，能遇见每天花五分钟来冥想的人已经是非常难得了！）

这就是生活的真相。我们都是肉体凡胎。

如果你很少按照自己的意愿去敲击或者冥想，没有关系。同样，如果你意识到自己的私人关系、财务状况和房子的环境都是一团糟，必须全力解决，也没有错。

问题是，当面对生活中繁杂混乱的事情时，你还能接纳自己吗？

这里是我的一些想法。

是时候降低接纳自己的门槛拯救自我了！要知道，我并不希望你全权接受并爱自己的一切。我们都有自己不喜欢的特点、习惯和怪癖，都希望自身或生活中会发生一些改变。作家、精神大师、导师以及律师，包括我自己，都有一些相同的问题。

那么，我们如何练习并真正地实现自我接纳呢？

## 从你感兴趣的事入手

就像你做饭时会意识到自己需要多加点盐、多加点调味料一样，这就是我们即将练习自我接纳的方法。

要学会对自己好一点，更接纳自己一些。

你现在能接受自己的什么小问题（或大问题）！？

我在第 15 天的内容里提到，我很喜欢煲电话粥。当然，我也很擅长，甚至很享受这件事。但这根本不是什么拿得上台面的技能，甚至有些人可能会说（我表示理解）我这样显得很蠢。不过，希望你能专注于自己感兴趣的事，一些你信手拈来又不用非得鼓励自己才能做到的事。

你是否可以花点时间来观察自己具有感染力的笑声、出色的园艺技能，以及发短信时善于使用各种搞笑表情包的天赋呢？

挑选其中一种你愿意接纳的积极特质或技能吧！

当你关注那个特质时，你的直觉是什么？你会在无意中对它嗤之以鼻，觉得它毫无用处，还是会觉得这算得上是一种天赋？在 0 ~ 10 分的范围内，给“我能接受这种特质或技能，但它一点都不重要”这个陈述的真实性打分。

现在开始做三次深呼吸。首先敲击三下手刀点。

手刀点（重复三次）：尽管我接受自己的这种特质或技能________（说出名称），但它一点都不重要，不过，我现在选择对它抱有好感。

眉毛内侧：这种特质或技能________（说出名称）……

眼睛外侧：与其他事相比，它似乎一点也不重要……

眼睛下方：还有许多我无法接受的更重要的事情……

鼻子下方：有许多关于我自己的事情，我都不喜欢……

下巴：这种特质或技能________（说出名称）……

锁骨：很难让人感觉到它的重要性……

腋下：它只不过是________（说出名称）……

头顶：还有许多更大的问题需要我去解决……

眉毛内侧：这种特质或技能________（说出名称）……

眼睛外侧：看起来没那么重要……

眼睛下方：其实看起来也挺没意义……

鼻子下方：还有许多更重要的问题需要我去解决……

下巴：这种特质或技能__________（说出名称）……

锁骨：或许我能对它有好感……

腋下：或许我能让它比一般情况下显得更重要一些……

头顶：这种特质或技能__________（说出名称）……

眉毛内侧：我现在就可以让它变得重要……

眼睛外侧：我可以让自己真心对它有好感……

眼睛下方：这种特质或技能__________（说出名称）……

鼻子下方：我可以让它变得重要……

下巴：我可以现在对它有好感……

锁骨：我不会再低估它的重要性……

腋下：我会真心地对__________（说出名称）有好感……

头顶：现在，我要让自己对它有好感……

再一次深呼吸，然后在 0 ~ 10 分的范围内，给自己的某种积极特质或技能的重要性打分。持续敲击，直到你获得自己想要的接受度和平静感。

## 点亮人生之灯

既然你已经开始关注自己的某一种特质或技能，那么下一步，就去注意那些让你感到开心的事情吧！

这可以很简单。譬如，你不是僧侣，因此每天都能睡在一张舒适的床上就是一件令你很开心的事情。

现在，选一件生活中你能接受的积极的事情。

请仔细思考，相比于其他你想改变的事情，这件事情是多么的微不足道。在0～10分的范围内，给它的相对不重要性打分。

做三次深呼吸。首先敲击三下手刀点。

手刀点（重复三次）：尽管这件事________（说出你选的这件事）与生活中其他我想改变的事情相比并没有那么重要，但我还是对它有好感。

眉毛内侧：这件事________（说出你选的这件事）……

眼睛外侧：看起来不算什么……

眼睛下方：与其他我要改变的事情相比，它不算大事……

鼻子下方：这件事________（说出你选的这件事）……

下巴：似乎并不重要……

锁骨：似乎不值得我去注意……

腋下：它一点儿也不值得……

头顶：这件事________（说出你选的这件事）……

眉毛内侧：我可以接受……

眼睛外侧：虽然它似乎不怎么重要……

眼睛下方：我可以接受它……

鼻子下方：我对它有好感……

下巴：这件事________（说出你选的这件事）……

锁骨：我可以让自己接受它……

腋下：我现在喜欢上它了……

头顶：虽然它很无关紧要……

眉毛内侧：我现在对它有好感……

眼睛外侧：也许我能增强对它的好感……

眼睛下方：也许我能培养一下对它的好感……

鼻子下方：也许我可以关注生活中其他能接受的事……

下巴：我想改变生活中的一些事情……

锁骨：但还有一些事情我能接受……

腋下：而且我对它们都有好感……

头顶：我可以培养自己对生活的好感……

深呼吸，再一次用 0 ～ 10 分的分值给这件事情的不重要性打分。持续敲击，直到你获得了自己想要的接受度和平静感。

## 第 16 天　挑战最完美的自己：与镜子中的你对话

如果我问你，你不喜欢自己的哪些方面，我敢打赌你肯定能快速地列出一堆。如果我问你，你爱自己的哪些方面，你会迟疑吗？如果你对第二个问题的回答是“对”或“也许吧”，那就证明大脑中的负面偏见正在左右着你。

因为这种偏见是你生存本能的一部分，所以你从来没想过要摆脱它。但最重要的是，你应该（以各种方式）不断关注它给你带来的负面影响。

今天，你的挑战就是观察负面偏见是如何影响了你对自己的看法。

接着，你可以采用不同的方法来进行修正，例如对着镜子里的自己说话，或者敲击。

我明白，对着镜子说话似乎有点奇怪。说实话，尽管我是露易丝多年的粉丝兼好友，但直到最近，我才开始练习对着镜子说话，而这正是露易丝最喜欢的方法。

第一次这么做的时候，我感觉很怪异。而一旦放松下来，我就发现自己充满了不可思议的力量。

所以，首先找到一面镜子，然后看向镜子里自己的眼睛。

试着对自己说些好听的话。如果你感到消极或者大脑一片空白，试着顺其自然，并立刻开始敲击，直到你感觉放松或头脑清晰。

继续看着自己的眼睛，重复说一件积极的事情，同时逐点敲击。保持这个做法，直到你相信自己正在说的，并且感觉良好。

在你与自身的关系中培养这样一粒积极的种子，让它茁壮成长，然后再寻找看看还有什么正能量也能随之发展壮大。

花点时间完成第 16 天的敲击冥想：将自己的杯子盛满。你可以在附录第 294 页找到它。

不过，首先要确保将第 17 天添加到你的日程表中。请选个日子集中精力来读这本书，并完成第 17 天的敲击练习。你会发现，即便是一个简单的词语也拥有着巨大的力量，能改变你与自身以及与他人的关系。

# 第 17 天
# 别做人见人爱的“巧克力”

一个美丽的夏日清晨，我的妻子布伦娜（Brenna）走进办公室找我聊天。她得做个决定，想找我拿主意。

那是一个周一，她计划带着我们的女儿去朋友家赴约。但是前一周的周末，我们玩得尽兴又忙乱，布伦娜觉得很疲惫，只想利用周一上午的时间为下一周的工作做准备。

她给朋友打电话说明了自己的犹豫，朋友却催促她赶紧上车，无论如何也要过去玩。布伦娜之前已经调整过约会的日期了，如果现在说没时间，场面一定会变得非常尴尬。

虽然很想拜访朋友，但布伦娜再也提不起兴致了。

现在她面对的只有选择，选择，无尽的选择！

我们每天都面临着大大小小的选择。有些选择看似简单，却依旧让人难以做决定。除非我们自己能划出一个界限，明确我们到底想为自己、为生活做些什么，否则每天面临的各种各样的选择只会让压力累积，最终让我们与自己、与他人的关系变得更加紧张。

## 当我们内心想拒绝，嘴上却说“可以”的时候

唐（Don）是哈佛商学院（Harvard Business School）的一名学生，他觉得没有必要每晚都出去玩。一些同学喜欢频繁出入各种社交场合，但这种过于活跃的社交生活让他不堪重负。哪怕只有一次没有出去玩，他都会被别人注意到，接着，他就会遭遇一连串“关切”的询问。“你昨晚去哪儿了？”同学们会问，“昨晚怎么没看见你？”

在哈佛商学院，人们认为一名出色的学生不仅要考出优异的成绩，还应该拥有自己的社交网络。那些没能建立起社交网络的学生通常会被认为是差生。正如唐的一个朋友所说：“社交在这里简直成了一项极限运动。”

有一年暑假，唐在中国工作。他因乐于倾听、善于思考而受到公司和领导的重视。在这里，他不需要频繁社交，也不必刻意攀谈，他只需要做回自己，这是就读哈佛商学院以来他第一次感到放松。但是假期结束返回哈佛后，他又不得不强迫自己装出外向的样子。每天晚上，即便很想拒绝自己的同学，他仍会选择和他们出去玩。

唐的故事来自苏珊·凯恩（Susan Cain）的《安静》（*Quiet*），这本书关注了很多人都会思考的一个问题：我们足够外向吗？

与唐一样，许多人都在社交旋涡中答应了本想拒绝的邀约。

与唐一样，许多人因担心拒绝别人会导致不良后果而犹豫不决。

我们担心拒绝会伤害他人，会让自己错失重要的机会，所以我们只能违心地选择答应，并误以为这样就能避免摩擦。

不幸的是，当我们内心想要拒绝，嘴上却说“可以”的时候，我们享受平静与接纳自己的权力也随之被剥夺。该如何在答应与拒绝之间建立一个良性的平衡呢？首先，我们要做的就是看清自己的意愿。

## 讨好全世界，倒不如取悦你自己

又是个美丽的一天，或者说，这应该是个美丽的一天。你从睡梦中醒来，睁开双眼，望向窗外，但窗外是一个阴沉的世界。窗外浓雾弥漫，让人压抑，这种感觉简直糟糕透了。

多年后，你惊讶地发现，原来你每次努力望向外面时，都透过了一扇沾满了灰尘和污渍的窗户。所以无论你多么用力地向外望，无论你多么渴望阳光，你都看不到窗外真实的景象，因为玻璃窗上的灰尘太厚，厚到阳光无法照进屋子，厚到你无法看到窗外鲜花盛开的样子。虽然你的窗外是一个色彩斑斓、充满阳光的世界，但窗内的你只能看到灰蒙蒙的一片。

如果你能早点发现窗户上的污渍那该有多好啊……但无论是窗户还是外面的世界，它们都是无辜的。

这就像我们习惯了勉强自己答应别人做那些我们内心其实很想拒绝的事情一样。我们没有遵照内心的渴求与期盼，所以无法看清眼前美丽的世界。前进的道路上有如此厚的灰尘，我们怎么可能成就最完美的自己呢？当然，这使得我们更不可能活出精彩的人生。

正如露易丝·海所说，我们在遵照内心、拒绝别人的时候，其实是在接受自己。一味地接受别人，其实是在拒绝自己，而长期缺乏自我接纳会阻碍我们的视野。

只有不再拒绝自己的情绪或观念，我们的内心才会窗明几净（这个比喻十分贴切，同样适用于日常生活的方方面面，比如我们固有的观念会阻碍自己体会到最期待的快乐）。那么，我们如何才能让自己的视野变得清晰呢？让我们一起来做个练习。在此之前，我见证过很多通过这个练习让人们学会拒绝的事情。

现在，想象一个你想拒绝却又不得不答应的场景。那是一个你必须接受的邀请或不容错过的机会吗？还是你不能拒绝的朋友或爱人？

如果你回忆不起过去的事情，试着想象一件即将面对的、让你不知所措的事情，最好是那种你内心想拒绝却被自己的情绪推波助澜而点头答应的事情。在 0 ~ 10 分的范围内，请你对自己本想拒绝却又答应某件事时产生的无力感打分，10 分代表极度不知所措。

做三次深呼吸。首先，我们依然从敲击三下手刀点开始。一边敲击，一边思考这件事情的真实状况，尽可能地让自己身临其境。

手刀点（重复三次）：尽管我在想拒绝的时候意识到自己不得不答应，但我还是爱着自己，并接受我的感受。

眉毛内侧：我不得不答应……

眼睛外侧：我无法拒绝……

眼睛下方：我想拒绝……

鼻子下方：我需要拒绝……

下巴：但是我不得不答应……

锁骨：我很纠结……

腋下：我无法拒绝……

头顶：我不得不答应……

眉毛内侧：想到这里，我感觉自己无能为力……

眼睛外侧：尽管我必须拒绝，但我无法说出口……

眼睛下方：我感觉自己无能为力……

鼻子下方：这种无能为力的感觉……

下巴：太无能为力了，我不得不答应……

锁骨：有时候我想拒绝……

腋下：但我不得不答应……

头顶：这种无能为力的感觉……

眉毛内侧：我不得不答应的这种无能为力感……

眼睛外侧：我现在能感受到……

眼睛下方：我现在可以释放……

鼻子下方：我能努力划定新的界限……

下巴：这是个过程……

锁骨：我现在可以释放这种无能为力感……

腋下：我能感到平静……

头顶：而且我相信自己能改变现状……

深呼吸。现在你觉得自己的无力感有多强烈？在 0 ～ 10 分的范围内打分。持续敲击。你可以继续重复数次，或闭上双眼，一边让某件事不断地盘旋在自己的脑海中，一边敲击。观察自己的感受。你想到了什么？有什么感受涌上来？继续敲击，直至你感到放松。

## 别人的快乐，你无法负责

一天早上，我登录脸书，看到下面这句话时止不住地大笑起来：

别再努力取悦别人了，你又不是人见人爱的巧克力。

你是否经常以牺牲自己来取悦别人呢？生活中，在什么情况下你会努力做一个人见人爱的“巧克力”？

事实上是，我们无法一味地答应他人，也无法总是拒绝他人。

回想过去，我们会发现那些花大量时间和精力来与他人打交道的人，总是有着较好的意图。布伦娜的朋友希望与她熟络起来，以便共同度过一个愉快的夏日早晨；哈佛商学院的同学不断鼓励唐去社交，希望社交能给他未来的职业生涯带来助力。

他们的初衷都是积极的。但是无论他人是否出于好意，我们若不尊重自己的内心，将不可避免地感到无能为力。因此在答应之前，你可能还有时间选择拒绝，我敢保证在生活的诸多方面，你还有许多拒绝的机会。

在用敲击克服委曲求全并舒服地拒绝别人之前，我要说一个你可能知道但常常抛诸脑后的事实：别人的快乐你无法负责。我知道，这个事实出乎许多人的意料。你就是这样，总认为自己能通过取悦别人来拯救世界。当然，我并不是说你的爱心、关心和同情心一无是处。

你可以关心别人。你可以爱护自己的家人与朋友，但如果这份关心总是源于自我牺牲、无能为力、愤怒或怨恨，那你将不可避免地被负能量所击垮。你不是人见人爱的巧克力。没人能取悦所有人，尤其是我们在连自己都缺少时间、空间和精力的情况下。

按照自己的需求，学着去拒绝，给自己更多的时间和空间去练习敲击、锻炼身体、联络亲朋好友、打盹儿、创造些东西等，许多滋养精神的追求都能帮助你成为最完美的自己。

## 想象一下说“不”

集中注意力，回忆一下你想变成巧克力取悦别人的时候，让那种情绪——你明明想拒绝但不得不答应的紧张情绪在内心不断起伏。

想象自己与某个人相处的情景。想象别人正在要求你做些什么，而你想拒绝又不得不答应。想象某个人的脸，或者你必须回复的短信、邮件和电话。在脑海中重新想象各种情况。同样，关注自己想拒绝却开口答应时的生理反应——痛苦、紧张、热或冷等。这些都是你的心、思想和身体抗拒你说“是/好”时的表现。

当答应对方时，你在情绪上、精神上、生理上的不适感受有多强烈？根据 0 ~ 10 分的分值来打分。

做三次深呼吸。我们将从敲击三下手刀点开始。

手刀点（重复三次）：尽管我在说"是/好"的时候很抗拒，不得不答应他，但我还是爱自己，并接受自己的感觉。

眉毛内侧：我不得不答应……

眼睛外侧：但我想拒绝……

眼睛下方：全身上下都不想答应……

鼻子下方：但是我有义务答应……

下巴：感觉不可能开口拒绝……

锁骨：拒绝或许会很危险……

腋下：我不得不答应……

头顶：我无法拒绝……

眉毛内侧：我想拒绝……

眼睛外侧：我必须拒绝……

眼睛下方：但我不得不答应……

鼻子下方：感觉太难拒绝了……

下巴：拒绝或许会很危险……

锁骨：我不得不答应……

腋下：我总是开口答应……

头顶：他们都希望我答应……

眉毛内侧：我感受到了拒绝的紧张感……

眼睛外侧：我感到自己应该多忠实于内心，开口拒绝……

眼睛下方：尽管拒绝感觉很危险……

鼻子下方：我会学着多忠实于内心，开口拒绝……

下巴：我害怕开口拒绝……

锁骨：但我更为开口答应感到生气……

腋下：我现在感到这种紧张感……

头顶：我现在觉得很心安……

深呼吸。再一次回到自己的想象中。想象自己正与某个人处在某个情境中，你想拒绝对方却又被迫答应。想象那个人正在要求你做一件事。你原本想拒绝，可他不仅当面找你，还给你发邮件、发短信，甚至打电话求你。想象自己接到这个要求时的心情，思考一下应该如何回复。

你的情绪如何？逐点敲击，口述这种情绪，并让自己感受到它。

手刀点……眉毛内侧……眼睛外侧……眼睛下方……鼻子下方……下巴……锁骨……腋下……头顶

手刀点……眉毛内侧……眼睛外侧……眼睛下方……鼻子下方……下巴……锁骨……腋下……头顶

手刀点……眉毛内侧……眼睛外侧……眼睛下方……鼻子下方……下巴……锁骨……腋下……头顶

继续敲击。如果你准备好了，那就开口说出自己要做的选择，包括你渴望自己拒绝以及你不得不开口答应时的感受。

手刀点……眉毛内侧……眼睛外侧……眼睛下方……鼻子下方……下巴……锁骨……腋下……头顶

手刀点……眉毛内侧……眼睛外侧……眼睛下方……鼻子下方……下巴……锁骨……腋下……头顶

手刀点……眉毛内侧……眼睛外侧……眼睛下方……鼻子下方……下巴……锁骨……腋下……头顶

如果你准备好了，那就想象自己开口拒绝的情景。如果拒绝后感到很难受，你可以说说下面几句话：

今天不太适合说这个，让我换个日子说。
今天不适合说这个。
谢谢，我现在还做不到。
不，感谢你自己！

当你继续想象自己仍然处在那个情境中时，一边说不，一边逐点敲击。

手刀点……眉毛内侧……眼睛外侧……眼睛下方……鼻子下方……下巴……锁骨……腋下……头顶

一边开口拒绝一边敲击，并注意你的感受。你害怕收到回复吗？你觉得拒绝别人会有什么后果？继续练习，感受自己在拒绝别人时的心情。

手刀点……眉毛内侧……眼睛外侧……眼睛下方……鼻子下方……下巴……锁骨……腋下……头顶

如果你不再害怕拒绝别人，那就想象一下自己可能得到的回复。别人会感到生气还是疑惑？你会担心自己失去某个机会或不再被邀请吗？

手刀点……眉毛内侧……眼睛外侧……眼睛下方……鼻子下方……下巴……锁骨……腋下……头顶

手刀点……眉毛内侧……眼睛外侧……眼睛下方……鼻子下方……下巴……锁骨……腋下……头顶

一边思考别人的回复，一边保持敲击。

手刀点……眉毛内侧……眼睛外侧……眼睛下方……鼻子下方……下巴……锁骨……腋下……头顶

手刀点……眉毛内侧……眼睛外侧……眼睛下方……鼻子下方……下巴……锁骨……腋下……头顶

手刀点……眉毛内侧……眼睛外侧……眼睛下方……鼻子下方……下巴……锁骨……腋下……头顶

深呼吸，直到你能冷静地面对别人的回应。

如果你准备好了，那就开始敲击，从头想象整个经过。请在大脑中过一遍整个过程——被要求，拒绝，收到回复。

手刀点……眉毛内侧……眼睛外侧……眼睛下方……鼻子下方……下巴……锁骨……腋下……头顶

手刀点……眉毛内侧……眼睛外侧……眼睛下方……鼻子下方……下巴……锁骨……腋下……头顶

手刀点……眉毛内侧……眼睛外侧……眼睛下方……鼻子下方……下巴……锁骨……腋下……头顶

根据自己的需要，一边敲击，一边多想几遍整件事情。如果你完成了整个过程却丝毫不感到紧张，那你就成功了！

## 第 17 天　挑战最完美的自己：不做违心的承诺

我们点头答应，内心却想摇头拒绝。我们对别人竖起表示赞赏的大拇指，心里却根本不那么认为。

我们与别人的互动就像糖浆一样甜，可等到要履行诺言的时候，才发现自己从一开始就不想做出承诺。

接下来的 24 小时里，你的挑战是在 60 秒内，即整整一分钟内做出选择，然后回复那些要求你花费时间、精力去做事的人。针对所有的要求都来一遍，包括那些听起来很吸引人的要求和强制性要求。

首先，在这一分钟内记录自己的感受。大多数人都或多或少能体会到无奈，哪怕面对的是一些很小的要求。无论你的情绪如何，先停下来观察。接着，请一边感受自己的情绪一边敲击，注意到自己的心里究竟是怎么想的。

花一分钟的时间观察并记录自己。

观察、记录自己。这并不意味着拒绝一切要求，而仅仅是清楚自己内心的选择。

对布伦娜而言，“记录”的结果就是重新安排去朋友家玩的时间。这样，她不仅能度过一个愉快的周一，还能全身心地享受新的玩耍时间。

对自己要有所馈赠。要时刻清楚自己想要体验什么样的生活，清楚自己想将精力花在哪里。

只要保持清醒，你就可以亲眼见证生活正在发生质变。

请确保完成第 17 天的敲击冥想：我不是人见人爱的“巧克力”！。详见附录第 297 页。

当然，又到了将第 18 天加入日程表的时候！选一天，可以是明天，也可以是三天后，然后全神贯注地读这本书，并练习敲击。那时候，你会发现给自己讲的这些故事能真正彻底地改变自己的生活。

# 第 18 天
# 改写属于你的人生故事

接下来，我要跟你说一段有着两个真实版本的故事。边读边试着猜猜这个故事里描述的是哪位公众人物或者历史人物。

首先是版本一：

小 X 家里有三个孩子，他是老大。当小 X 还在上小学的时候，他的父亲离家出走，母亲染上了嗑药的恶习。

多年来，母亲再婚数次，但小 X 作为长子，始终坚持照顾整个家庭。除了竭尽所能地保护弟弟妹妹不受家庭因素的影响外，小 X 还经常给母亲跑腿——母亲不肯离开原来的房子。许多次，母亲都以药丢了为由，打发小 X 到药店去求更多的止疼药。数年过后，小 X 才意识到，母亲一直在撒谎，她是在企图掩盖自己服用了过量止疼药的事实。

随着小 X 渐渐长大，母亲对他的依赖也逐步转变成了暴力。由于害怕儿子不再照顾自己，她开始以施虐的方式来寻求他的重视，这些方式包括灌儿子喝洗洁精，令他呕吐不止。

幸运的是，在小 X 上高二的时候，一位老师成了他的伯乐。老师认识到小 X 人际交往的天分，就给了他一篇演讲稿，并表示如果稿子能引起他的共鸣，便让他参加演讲比赛；如果他没什么感觉，便就此作罢。

小 X 读了稿子，顿时热泪盈眶。那篇演讲稿讲的是永不放弃，与他努力克服童年阴影——母亲的药瘾，自己常年的食物不足、受虐，以及 7 岁那年被父亲抛弃的经历惊人地相似。最终小 X 参加了演讲比赛，并荣获第一名。此后，他一次又一次地参赛，每次都能斩获冠军。

这些成功的参赛经历在他心里种下一颗希望的种子，让他找到接触他人的方法。可是家里的生活状况，尤其是母亲的精神状况却每况愈下。终于，在小 X17 岁那年，母亲拿着刀将他赶出了家门。他离开了母亲的房子，再也没有回去。

小 X 没有上大学，而是成了一名保安。在很长一段时间里，他都无家可归，不得不开着车四处漂泊。时光飞逝，几年后，小 X 开始做宣传策划工作，后来又成了一名教师。30 岁出头的时候，他的事业开始腾飞，他的故事影响了全世界数百万人，甚至包括一些名人和思想导师。他创立的基金会促进了扶贫事业的发展，解决了每年数百万人的温饱问题。

知道他是谁了吗？

这里还有第二个版本：

作为世界上最著名的励志演说家之一，小 X 改变了全球数百万人的生活。各国领袖和知名人士，包括比尔·克林顿（Bill Clinton）、戴安娜王妃（Princess Diana）、特蕾莎修女（Mother Teresa）、米哈伊尔（Mikhail）、戈尔巴乔夫（Gorbachev）和纳尔逊·曼德拉（Nelson

Mandela）都曾受到他的帮助。当然，体育明星也不例外。

小X每年都会前往世界各地，向400多万人分享他激励人心的话语。他还通过写畅销书、制作在线视频等项目影响了5000多万人。

有些人认为，小X之所以能获得成功是因为他悲惨的童年，成年后又跟癌症做斗争，第一场婚姻也以失败收场。然而，小X坚信童年的困境对自己的影响最大。从小到大，母亲酗酒嗑药和长期缺少食物让他饱受生理与心理的创伤，但是他没有被这些经历影响，反而下定决心打破这种现状，阻止身边的人陷入自暴自弃的旋涡中。

如今，尽管小X已成为十几家公司的合伙人（这些公司的年收入总额达50亿美元），但他仍坚持不懈地帮助人们改变自己的生活。此外，他还将扶贫视为头等大事，他的基金会每年都会扶助数百万人。现在，他已经是一个4岁孩子的父亲，一家人其乐融融。众所周知，他本人台上台下都拥有真性情。

小X是……

你猜到了吗？

是要我告诉你，还是你继续猜下去？

开玩笑的！小X就是托尼·罗宾斯。

给你一分钟时间思考，哪个版本的故事打动了你？

在第一个版本中，当你读到他被赶出家门，无家可归，只能去做保安那部分时，你是否瞬间觉得“哦，这人要完了……”？

在读第二个版本的时候，你有什么不同的感觉？你是否在他获得成功时感到欣慰呢？是否觉得第二个版本中的他变得更自信，更有能力，也更强大了？

很显然，这两个版本各有特色，重要的是，我们不能忽视它们给我们带来的感官体验。

他在什么时候会显得很软弱，甚至绝望呢？他又在什么时候看上去像个英雄呢？

讲故事是我们最强大的沟通技能。但有个大问题更重要，那就是你正在讲述着自己哪个版本的人生故事呢？你的故事有没有强调自己正受到过往和当前事情的束缚呢？抑或是战胜逆境后，你勇敢地展现最完美的自己？在你给自己讲述的故事中，你觉得自己是个什么样的人？你能成为什么样的人？你的生活又会变成什么样呢？

今天，我们继续为朝着最完美的自己前进奠定基础，并运用敲击将失意版的人生故事彻底改写为励志版。

## 创伤后成长：你就是下一个蝙蝠侠

那些遭受创伤的人是如何重新振作（重新恢复活力），甚至更上一层楼的？这就是创伤后成长（Post-traumatic Growth），这也是一个逐渐受到关注的研究领域。

不知为何，许多人都是通过一个小男孩的故事了解到创伤后成长——那个小男孩亲眼目睹自己的父母被残忍杀害。他虽然遭受了毁灭性的心理创伤，但长大后仍热心地帮助那些饱受不公待遇和犯罪迫害的人。通过种种努力，他拯救了许多人的生命。

这个人是谁？

他是蝙蝠侠（Batman）。

无论是在小说中，还是在现实生活中，这种创伤后成长的故事都显得非常不可思议。

在我亲眼目睹的创伤性成长故事中，斯嘉丽·刘易斯（Scarlett Lewis）的故事最激励人心。2012年，她那上一年级的小儿子杰西（Jesse）遭遇了新城小学枪击事件（Newtown School Shooting），最终不幸身亡。失去杰西后，斯嘉丽随我一起进行了几次敲击治疗。

在经历了丧子之痛后，斯嘉丽渐渐原谅了那个年轻的凶手。如今，她将心中闪耀的治愈之爱写进自己的书中，书名为《孕育治愈之爱：一个母亲的希望与原谅之旅》（*Nurturing Healing Love: A Mother's Journey of Hope and Forgiveness*）。此后，她还成立了选择爱基金会（Choose Love Movement），一直活跃于治愈枪击事件幸存者的前线，帮助自己和幸存者的父母，以及教育工作者。

在那次夺走20名小学生生命的枪击事件后，我也通过敲击疗法基金会努力治疗了许多父母和教育工作者。但不可否认，他们平静的生活因为那场恶性事件而被打破了。

每个幸存者背后的故事都让人心碎，但又充满激励性。得益于敲击疗法，一个又一个幸存者克服了那场令人痛不欲生的创伤，最终回归正常生活与社区圈子，甚至做出了比之前更多的贡献。

平心而论，如果能抚平创伤，挽救逝去亲人的生命，让时光倒流，让亲人更注意当时的情况，他们所有人都宁愿付出一切。但当意识到一切都已无法挽回时，他们并没有就此消沉，反而做出了一些了不起的抉择。

那么，他们向自己诉说了怎样的故事？他们告诉自己生活还有哪些可能性？

## 打开心结，找到自己的光亮

还记得昨天寻找生活的开关，关注阳光，让阳光照进心里的练习吗？

为了找到生活的开关，你可能得先在黑暗中摸索一阵，穿过自己的内心与生活中感到黑暗的那部分。

当我治疗他人时，这种现象时常发生。运用敲击，他们可以找准方向，进入自己内心的黑暗世界，了解那些不断困住他们的难以消弭的情绪、回忆及束缚性信念。一旦释放了那部分情绪，他们就能找到属于自己的光亮，也能向自己述说鼓舞人心、催人奋进的人生故事。

回首过往，你仍会觉得黑暗吗？究竟是什么让你无法释怀？

现在，想想自己生活中的某一方面，例如人际关系、家庭状况、身体健康、财务现状，看看是什么让你陷入困难，无法成为最完美的自己。集中精力思考这个问题，并用 0 ~ 10 分的分值给自己的受挫程度打分。

做三次深呼吸。我们将从敲击三下手刀点开始。

手刀点（重复三次）：尽管我感觉自己无法摆脱生活中的这个方面，但我还是爱着自己，并接纳自己。

眉毛内侧：我感觉自己无法摆脱……

眼睛外侧：一想到________（说出生活中的某方面）我就觉得自己根本无力摆脱……

眼睛下方：我不知道如何摆脱……

鼻子下方：一想到________（说出生活中的某方面）我就觉

得自己根本无力摆脱……

下巴：我觉得自己的出路被堵死了……

锁骨：好像没有能突破困难的好办法……

腋下：感觉根本无力摆脱这方面……

头顶：__________（说出生活中的某方面）有一段故事……

眉毛内侧：我必须要说出这个故事……

眼睛外侧：但我不清楚自己想要说什么……

眼睛下方：这个故事……

鼻子下方：这是个什么故事……

下巴：我不想说出这个故事……

锁骨：万一我在这个故事里迷失了自我呢?

腋下：我也许早已在这个故事当中迷失了自我……

头顶：我深陷其中无法自拔……

眉毛内侧：我必须要说出这个故事……

眼睛外侧：我现在就要说出来……

眼睛下方：说出来感觉很心安……

鼻子下方：我得让自己说出来……

下巴：我现在可以说出来……

锁骨：说出来感觉很心安……

腋下：我可以现在说出来，并感受自己的感觉……

头顶：我现在就可以感受到……

一边说出让你无法摆脱的故事，一边继续逐点敲击，让自己感受到内心涌动的情绪。一边口述，一边敲击，要说出自己认为这个故事可能或不可能发生的结果。一边口述整个故事，一边继续敲击，直到说完为止，并释放自己内心的黑暗，尤其是释放这个故事带给你的负面情绪和束缚性信念。

如果你能不带一丝负面情绪地说出这个故事，那你就已经成功地释放了自己的黑暗。这将是你书写第二版人生故事的起点。

现在，开始口述第一版人生故事，持续敲击。

现在，对于生活的这个方面，你可能会有怎样的感受呢？

描述第二版人生故事中最激励人心、催人奋进的愿景。一边开始探索这个新版故事，一边保持逐点敲击。继续敲击，直到你觉得这个版本更真实、更有可能性。

## 小练习：敲击人生的“痛点”

还在艰难挣扎着改写自己的人生？试试这个练习，它能让你更顺利地进行下去。

首先，集中精力思考自己想要改变什么。一般来说，每个人都有人生的“痛点”，例如人际关系、财务状况、身体健康、职业发展等。

填充以下故事中的缺失项：

我在我生活的________（填入你想改变的那个方面）感觉到________（填入积极的情绪）。

我现在能够________（填入积极行动，比如“轻松买单”“与我的搭档坦诚沟通”“好好睡一觉”等）。

这个新的体验让我________（填入你能采取的积极行动，因为你生活中的这个方面再也不是烦恼，例如“多运动”或“成为精神导师”，以及“保持对园艺的热情”）。

一边说出人生故事，一边持续敲击，让自己感受并释放随之而来的负面情绪。你也可以用这个方法解决其他问题，逐渐以更全面的视角看待自己的第二版人生故事是如何影响你的方方面面的。

## 不必恐惧未知

在舞台上，托尼·罗宾斯大方地宣布正是自己成就了如今的托尼·罗宾斯。他在网飞公司（Netflix，向北美观众提供付费服务的在线视频观看平台。——译者注）制作的纪录片《我非精神导师》（*I Am Not Your Guru*）中表示，自己最初总是努力取悦别人，但只有通过努力与决心，他才成为了最好的自己。他不是神奇般地就变成了现在的托尼·罗宾斯，他是付出了巨大的努力，才重新塑造了自我。

讲述自己的第二版人生故事，活出最好的自己，也是一个过程。而且新的故事并不总是让人感觉真实，即便你通过敲击驱散了心里的一些黑暗，你也仍可能告诉自己，你所讲述的那个崭新的励志故事听上去很假，让人觉得不真实，或者离现在的你太遥远。

没关系，你不过是害怕讲故事罢了。恐惧是一种自我保护的武器，但你不能因此而停下脚步。时间与你同在，你可以好好地把握它。

当你开始不知不觉地害怕起自己的第二版人生故事时，请停下来，用 0 ~ 10 分的分值给自己的恐惧强度打分。

做三次深呼吸。首先敲击三下手刀点。

手刀点（重复三次）：尽管我对自己崭新励志的第二版人生故事感到恐惧，但我还是爱自己、接受自己本来的样子。

眉毛内侧：这种恐惧……

眼睛外侧：让人手足无措……

眼睛下方：我无法相信这个新故事……

鼻子下方：这个新故事看上去不可能是真的……

下巴：不可能实现……

锁骨：因为太难了……

腋下：因为太宏大了……

头顶：我不可能成为那样……

眉毛内侧：我的生活不是那样的……

眼睛外侧：这个新故事……

眼睛下方：感觉很不真实……

鼻子下方：感觉不可能实现……

下巴：这个新故事像是个幻想……

锁骨：像一个我永远无法出演的电影……

腋下：这个新故事……

头顶：太过美好，太不真实……

眉毛内侧：我害怕相信这个新故事……

眼睛外侧：我害怕相信它……

眼睛下方：我害怕自己希望它成真……

鼻子下方：万一成不了真呢?

下巴：万一它太过美好、太不真实了呢?

锁骨：万一永远无法实现呢?

腋下：万一又可以实现呢?

头顶：要相信这个新故事实在是太可怕了……

眉毛内侧：我的旧版本故事很颓靡……

眼睛外侧：但相比而言，更让我感到慰藉……

眼睛下方：这个新故事听起来要很费劲才能实现……

鼻子下方：万一工作量太大了呢?

下巴：万一我无力承受呢?

锁骨：我感觉太恐惧了……

腋下：要我相信这个故事，我太害怕了……

头顶：这种恐惧……

眉毛内侧：我能从生理上感受到……

眼睛外侧：非常恐惧……

眼睛下方：这种恐惧……

鼻子下方：正让我努力感到安全……

下巴：但同样让我受困于此……

锁骨：这种恐惧……

腋下：我能看到，也能感受到……

头顶：释放它，让我觉得心安……

眉毛内侧：我可以心怀希望……

眼睛外侧：我可以寄希望于自己……

眼睛下方：我可以创造出最完美的自己……

鼻子下方：我可能会感觉到不适……

下巴：可能工作量太大……

锁骨：我可以进行敲击……

腋下：我可以相信这个新故事……

头顶：现在让自己放轻松，我感觉自己充满希望……

深呼吸。再次给自己的恐惧程度打分。

持续敲击，直到你体验到自己期望的平静度。

## 第 18 天　挑战最完美的自己：活出新生

在第 7 天的练习中，我们学习了重复的力量。如果你让自己重复这个新故事，会发生什么？你会开始相信它吗？你会感受到它吗？

从今天开始，你面临的挑战是一遍又一遍地向自己复述改变后的人生故事。

如果你需要花些时间才能想出改变后的生活，别紧张，保持好奇心，注意你想转变的方面，让自己想象出新的可能性。通过重复叙述，辅以敲击，你就能给自己创造新的生活。日复一日地练习，每天多练几遍，你就能让自己拥有新的生活。在你感到这个新生活很真实之前，请持续敲击，并且一遍又一遍地重复。

第 18 天，请耐心等待。观察自己的改变与感受，然后一遍又一遍地重复整个过程。

确保自己完成第 18 天的敲击冥想：成为第二个自己。详见附录第 300 页。

现在，让我们将第 19 天的练习加入日程表。是时候清理障碍，展现最完美的自己了。

小插曲

他们说“临门一脚”，也就是——任何计划或任务，最后 10%的内容都是最难完成的。

幸运的是，到目前为止你已经完成了许多次深度清理。

终点从此刻开始！

持续敲击，记住无论何时，只要你想改变自己的故事，让它更贴近你的真实体验，你都可以（更应该！）改变。

# 第 19 天
# 告别杂乱，告白自己

当你想到杂乱时，会有什么想法？

这个问题的答案比我们想象的更具个性化——它往往取决于个人、时间和空间。

一间堆满书本的房屋也许会让教授或作家灵感迸发，却更可能让那些成长于广阔草原的人分心，甚至感到心烦意乱。同样，时刻保持房间整洁的人也不一定会因为车里很杂乱而感到烦恼。

当我们谈论杂乱时，我们并不是在明确地划分正与反，譬如干净与肮脏，好与坏，或者整洁与凌乱。

事实上，杂乱不仅仅是指现实中的东西。

在这段疗愈之旅中，我们体验了压力和令人无措的恐慌，以及愤怒和恐惧等更深层次的过往情绪。这些都是情绪混乱的例子。情绪混乱就像是实现个人抱负未果时大脑里出现的杂念一般。

别忘了我（至少）最爱杂乱的日程安排。

今天，我们将思考不同类别的杂乱，以及它与混乱的区别，然后清除那些阻碍我们前进的杂乱。

## 没关系，生活有时就是会一团糟

当你正在家进行一次非常重要的电话会议时，孩子们突然大叫说肚子饿。几分钟后，你给他们拿了些零食，可他们还是一遍又一遍地喊着饿。开会前13分钟，他们明明说自己一点儿也不饿，可是就在你忙着开会的时候，他们却饥饿难耐。

你只能做起饭来，努力地将手机架在肩膀上，尽量把注意力集中在通话内容上。然后门铃响了，狗也开始吠叫。这时，你不小心把牛奶洒了，手机"哐当"一声掉在地板上。而此时，门铃又响了，狗又大叫起来。孩子们嬉戏尖叫着冲进厨房，不小心把你的手机踢到了洒出的牛奶里。

你擦掉手机上的牛奶（还好手机没坏），松了一口气，然后继续打电话。尽管充满曲折，但你最终还是获得了完成工作项目所需的必要信息（耶！）。

现在回过头来看看先前的混乱状况吧！

之前的门铃响起，是因为联合包裹速递公司（UPS）的送货司机来送货了，恰好是你一直在等的包裹（太棒了，快递到了！）。至于孩子，他们虽然给你造成了诸多麻烦，但仍是你生命中的荣光（因为你的心中充满了爱……尽管伴随着些小小的沮丧，但更多的是爱……）。

虽然这段时间可能会有一些暂时的压力，但你经历的大部分混乱情况其实反映了你的整个人生。

这不是杂乱。

这是一个例子，说明生活有时确实会显得一团糟。生活并不完美，我们也不是完人。

摆脱生活中的一些混乱现象并不是为了让一切都变得完美。如果家里有孩子，你的厨房可能不会每天都一尘不染。不过，没关系。

所以，当我们谈到杂乱时，我们真正想说的是什么？

## 只有“想要”做什么，没有“应该”做什么

参加完露易丝·海的“疗愈 / 个人发展空间”（*Healing/Personal Development Space*）活动，又结束了与其他作者或演讲者的活动后，我回家进行了一个从中学（那还是在我发现妈妈珍藏着托尼·罗宾斯的唱片时）保持到现在的习惯。

我戴上耳机，听着凯洛琳·梅斯、韦恩·戴尔和露易丝·海等作家的音频作品。他们都是我最喜欢的作家。

我想说，我喜欢这么做。自从我十几岁时经人介绍第一次参加了“疗愈 / 个人发展空间”的活动以来，听他们的作品就成了我人生中不可或缺的一部分。因此，当某位名人邀请我参与会谈时，我立刻热情地回复道：“好，我一定会去！”

当时我一直在旅行，也做过很多场演讲，接触到了世界各地的人。我只想继续开拓和发展这项工作，帮助人们改变他们的生活。

在接受了那位名人的邀请后，我想知道自己在他面前敲击会是什么感觉。我甚至在想，和他拍张照片会多有趣。然而，随着时间的临近，我的内心有个小小的声音开始翻腾。它说：

你很疲惫，根本就不会错过什么机会……回家休息吧！

那段时间，我的演讲行程被安排得非常满。更重要的事实是，我感觉自己被拖住了步伐。我确实想继续壮大事业，但首先我必须承认，我需要休息一下。

时间越来越近了，我后来了解到会见那位名人将意味着错过叔叔的来访。我的叔叔住在阿根廷，通常我们每 5 年才能见一次。

我想见名人吗？当然想。

然而，在生命中的那个特定时刻，我感觉自己有太多计划外的行程。那次旅行就像是放置在我日程安排中的炸弹，会让我混乱不堪。

最后，我做了一个艰难的决定——待在家里。当然，我的内心还是会犹豫，部分思绪说道：“你是不是犯了一个错误？”但当我敲击了一会，内心明朗并舒服后，我觉得自己做出了正确的决定。

结果呢？

在康涅狄格州，我与家人度过了一个美妙的夜晚。我们一家人听着叔叔讲述几十年前的故事——有父母相遇的故事（我之前知道大概的内容，但那次收获了更多的细节），还有祖父的故事，以及那些我未曾记得的我小时候的故事。

那天晚上听到的故事滋养了我的心灵。要知道，其他事情都做不到这一点。那天晚上我与自己最爱的人紧密相连，留下了一辈子的回忆。

我非常感激自己做出了这个决定。一年后，当叔叔意外去世的那一刻，我的这种感激之情变得尤为强烈。它将那个特殊的夜晚和那个艰难的决定联系在了一起，不仅让我明白了什么才是最重要的东西，也让我消除了生活中的各种混乱现象，使我的思绪变得越发清晰。

## 清除生命中的“杂乱堆”

你的收件箱爆满了吗？

你的日程安排超负荷了吗？

你的语音信箱快到容量上限了吗？

这些都算是杂乱！

请选择生活中杂乱不堪的一处，关注它，并且将它从日程中剔除。

想一想。好好想想。

当你想到它时，你的身体感觉如何？你的肩膀紧张吗？你的胃收紧了吗？你是否感觉到身体疼痛，有压力，热或冷，又或者是心悸？

在想到那些杂乱时，请注意你的主要情绪。你是否感到害怕、愤怒、担心和怨恨？在 0 ~ 10 分的范围内，给你的情绪强度打分。

做三次深呼吸。我们将从敲击手刀点开始。

手刀点（重复三次）：尽管我觉得当我专注于生活中的杂乱时，这一切都是_________（说出主要的情绪），但我还是爱自己，并接受自己的感受。

眉毛内侧：所有这些________(说出主要的情绪）……

眼睛外侧：我的身体也能感受到……

眼睛下方：每当我想到杂乱……

鼻子下方：就会感到无比________(说出主要的情绪）……

下巴：我现在能感觉到它……

锁骨：我不想处理这种杂乱……

腋下：我希望它离开……

头顶：但它就在那里……

眉毛内侧：这让我感觉非常________(说出主要的情绪)……

眼睛外侧：我不想这样做……

眼睛下方：我希望杂乱走开……

鼻子下方：我想要它消失……

下巴：为什么我感觉如此________(说出主要的情绪）？

锁骨：还有其他我不想处理的原因吗？

腋下：杂乱让我感到非常________(说出主要的情绪）……

头顶：我害怕清理杂乱的过程……

眉毛内侧：但我也想让它消失……

眼睛外侧：有这些情绪也没有关系……

眼睛下方：也许是时候思考它了……

鼻子下方：也许是时候释放它了……

下巴：我可以开始放手________(说出主要的情绪）……

锁骨：释放这种________（说出主要的情绪）……

腋下：我身体里的每个细胞都在释放……

头顶：当我想到杂乱的时候，我的内心感到平静……

深呼吸。清理头脑中的杂乱时，用 0 ～ 10 分的分值给你的情绪强度打分。持续敲击，直到你达到自己期望的平静程度。

如果你准备好了，那就继续将注意力集中在杂乱的事情上。一边问自己以下问题，一边逐点敲击，并具体回答每一个问题：

在一个完美的世界里，如何更轻松地清除杂乱呢？

清除杂乱的感觉是怎样的？

继续一边逐点敲击，一边注意自己的感受。现实中可能存在着你无法清除的杂乱，没关系，转而关注释放负面情绪的过程吧！

继续敲击，直到你体验到更大程度的平静。

重复这个过程，以便清理其他让你感到恐惧、焦虑的杂乱。

## 装了 100 磅的大钱包

“这是什么？”我在桌子对面问道。

妻子布伦娜和我同一群朋友出去吃饭。朋友苏（Sue）掏出了她的钱包。这是迄今为止我见过的最大、最鼓鼓囊囊的钱包。

苏笑着说：“我的钱包！”

“等等，让我看看，可以吗？”我开玩笑地问。

她点点头，把钱包递过来。显然，她被我逗笑了。

待她同意后，我翻了翻她的钱包，从里面发现了一叠过期的优惠券和很多张过期的卡，包括五年期的 AAA 卡，其中只有一张仍然有效。我们都笑了。之后，我征得她的同意，扔掉了其中四张过期的 AAA 卡，一个愉快的夜晚就这样结束了。

几个月后，苏前往泰国，结果在安检处停留了 20 分钟，因为海关坚持要搜她的钱包。

她笑了起来，回忆起那晚的聚餐，很想知道我如果看见了这一幕——她被安检处拦下，还做着去海滩度假的美梦——会说些什么。

当然，这 20 分钟没有毁掉她的旅行，不过确实浪费了一些时间。钱包里的杂物给她的生活平添了重量，也在不知不觉中拖慢了她的步伐。

生活或周围有什么样的杂物拖累了你？

## 为欢乐创造更多空间

在读了藤麻理惠（Marie Kondo）的《怦然心动的人生整理魔法》（*The Life-Changing Magic of Tidying up*）后，布伦娜针对是否要保留“杂物”问了我一个简单而有力的问题。

这个问题是：

那会给我带来快乐吗？

这是一个清除物理空间和杂念的简单而有力的方式。

首先，想象家里或办公室里杂乱的一处，或者亲自去那里看看。当你环顾那个区域时，看着里面的东西，然后问自己：

那里的什么东西给我带来了快乐？

然后问：

那里的什么东西让我感到不快乐？

之后，再将那两类东西分别放在不同的地方或分别堆起来。

选择一个不再让你感到快乐的东西。当你专注于那个东西时，请注意自己出现了怎样的负面情绪或者记忆，用 0 ～ 10 分的分值给你的感受强度打分。

放下那个东西，做三次深呼吸，然后一边讲述与它相关的事情一边敲击。你可以讲讲它使你想起了什么，那份记忆让你感觉到了什么，你有什么样的真实感觉。例如，如果它是你的孩子在儿时玩的玩具或纪念品，那就想象这个家不再需要它，然后进行敲击。或者，如果它是你和前任买的东西，你可以针对自己分手时的回忆来进行敲击。

无论那个东西对你的情绪有什么影响，你都要保持敲击，直到你感到内心平静。接下来问自己：

我准备好释放这个情绪了吗？

如果你的回答是“不”，那就注意自己的这种抗拒感的强度，并在 0 ～ 10 分的范围内给它打分。

用敲击释放那份抗拒，直到你对清理那个东西的想法不再抗拒。

继续清除其他让你感到沉重或消极的杂物。一旦你摆脱了它，你将会惊讶于自己的内心有多么明净！

## 第 19 天　挑战最完美的自己：清除它，结束它！

你上一次对某个计划兴奋不已却没有时间去完成是什么时候？

那堆被你不断挪到一边的文件现在怎样了？

那本没写完的书、故事或诗歌仍然闲置在你的硬盘里吗？

除了上述那些“杂物”，还有什么未了的事情让你的生活混乱不堪？

挑一件未完成的事：一个创造性的项目、衣柜、花园的一角、收件箱里的一封邮件。挑出这件事，并承诺做到有始有终。如果你遇到了“呃，我不想再有这种感觉”，那就停下来，开始敲击。

如果在敲击的同时，你意识到自己对这件事不再感兴趣，想要一次性了结它，那真是太棒了。做出这个决定，你就已经清除了生活中的那点杂乱。

如果你仍想完成这件事，那就做好你的日程安排，潜心做出一个具体切实的规划，并投入自己百分之百的时间和精力来完成它。

当你完成这件事并回过头来看它时，记得放上你最喜欢的音乐，邀请一个朋友来陪你，然后给自己一个奖励。做你该做的，让整个过程变得有趣起来。

对于一些额外的动力，下面有几则伟大的名言：

有始很好，有终传奇。

——罗宾·夏尔马（Robin Sharma）

在你开始做事情之前，先学会如何完成它。

——佚名

兑现承诺意味着忠于自己说过的事情，即便那份壮志之情在你说出口后早已烟消云散。

——佚名

别忘记耐克（NIKE）的广告词：

有始更要有终。

所以去吧，去完成一件事。注意整个过程和完成后的感受。

等等，你做到了？你做到了！是时候庆祝了！

确保自己完成第 19 天的敲击冥想：更多空间，更多快乐。详见附录第 303 页。

你就要抵达疗愈之旅的终点了，真棒！好好准备，可以这么说，我们将在第 20 天把最完美的自己带出来“兜风”。

现在，用一分钟的时间将第 20 天加入你的日程表。准备好了吗？我们出发吧！

# 第 20 天
# 美好未来正在向你靠近

这是一个宁静的星期日。极端的天气让人享受不起来，你不必出门，只需静静地坐在沙发上看着窗外。

尽管天气恶劣，天空仍然很美。树木高高地挺立着，云朵缓慢而稳步地组合成各种新的形状。当这一切映入眼帘时，你会突然被一种不可否认的感觉征服，就好像大自然或宇宙在对你说话似的。它在说：

我永远在你身边。

你会握住我的手吗？

你能乘上温柔、温暖的海浪，哪怕它突然颠簸，也坚持不放手吗？

握住我的手，你会无条件地相信我就在这里吗？

你会走向世界，创造属于你的精彩与奇迹吗？

你会相信，即使当你觉得自己是一个人的时候，你仍是安全的，是被爱的吗？

来吧，与我共同营造这份感受！

你会与我携手共创未来吗？

你会和我一起走到永远吗？

突然，你眨眨眼，摇了摇头，思绪抽回到了沙发上，眼睛直勾勾地盯着墙面。

这些都是重要的问题。你的心在怦怦直跳，思绪在翻腾，你不知道该如何回答它们。

我会乘上最翻腾起伏的海浪，还保持对它的信任吗？

我会走向世界，与大自然共同创造出最完美的自己和最光明的未来吗？

我能对此完全相信吗？

好问题！

这些问题令人激动，但也令人害怕。

在过去的 19 天（几周或任何时候），你放下了压力，选择让自己变得更平静；你放下了过去，释放自己最深层的情感和最根深蒂固的情绪模式。

你的感觉如何？你是否已经准备好实现最完美的自我了？你是否受到启发，努力去摆脱更多的负面情绪？

随着疗愈之旅终点的临近，我们将在最后的过程中建立更多信任。和我携手打造最完美的自己和最美好的生活吧，我们将会拥有一个丰富多彩的未来。

## 挫折，命定的旅程

你知道电影《好人寥寥》（*A Few Good Men*）里最著名的一句台词吗？就是杰克·尼科尔森（Jack Nicholson）饰演的杰瑟普上校（Colonel Jessup）在证人席上打破沉默脱口而出的那句。

当然，那句话是：“你无法承受真相！”

那是一个开创性的时刻，杰瑟普上校在重压下爆发，推动了电影情节的发展。

在假设我对你说那句话之前（我真的没说！），请暂停思考，做一次深呼吸。我提到那句话，是因为在很多方面，它描述了我们的文化正在造就的一种被称为“成功”的假象。无论是在精神上还是在现实里定义“成功”，我们往往关注的是最终结果，而不是过程。

这就是事实。我对此深有体会。当然，其他人也在生活中有过类似的经历。当我坐在这里做喜欢的工作，而周围的人都来自我深爱的社区时，我便明白是什么支持着我走到了现在。

老实说，他们中的许多人都因为宇宙、丰富的物资、家庭和朋友等（这个列表很长）而感到幸福。

但这不是故事的全部。

我现在做的工作，以及每天吸引我到办公室的愿景，都是我正在拍摄的纪录片《轻疗愈》(*The Tapping Solution*)。这是我人生中的第一部纪录片。在康涅狄格州的伯特利，我曾向部分观众首映过其中的许多片段。

首映后，我还有很多工作要做。

在那个阶段，总是有很多工作等着我去做。

几个月来，我走遍了全国各地进行专家采访。在整个旅程中，我一直饱受严重的过敏和慢性失眠的折磨。事实上，我的健康状况非常糟糕，最终只能在根本挤不出时间的情况下抽空飞往印度做了一次快速排毒。两周后，我恢复了健康。但在这部纪录片的进展上，我遭遇了毁灭性的打击。这是我在拍这部纪录片之前、期间和之后经历的许多次重大打击中的最为严重的一次。

整个拍摄过程非常紧张，我的任务也非常艰巨。

有无数次，我感觉自己已经陷入绝望的境地，生活中的方方面面似乎都面临着分崩离析。

有无数次，我都可以轻易地说放弃。我本可以告诉自己，这实在是太艰难了，整个宇宙都在阻止我，试图让我脱帽认输。

在那段时间，我本可以放弃。我也有正当理由这样做。

但是拍电影这个疯狂的梦想早已在我的心里生根发芽。尽管我根本不懂拍电影，也几乎没有相关的经验，但我仍想为之而努力。

当时，坏消息铺天盖地向我砸来，我得不到一点好消息。我一度想要放弃，但内心有个微弱的声音要我坚持。

就像我前面所说的，这个梦想早已在我心里生根发芽，所以我要努力前进。其实，我感觉自己更像是在一瘸一拐地前进，但好歹是在进步。然后，我练习了一下敲击疗法。哇，幸好我练习了敲击！书中每天的疗愈之旅几乎都源于我的真实经历。

如果当初没有用敲击治疗束缚性信念，释放尚未解决的事情、情感和根深蒂固的情绪模式，我绝不可能努力实现拍电影的梦想。

如果当初没有发现并治愈自身的问题，我可能会放弃拍电影，也走不到今天的位置，更别提伏案写作和出版如此多的作品了。

这是事实。

与杰瑟普上校不同的是，我知道你能应对这个事实。

我不是说你应该设想旅途中充满艰辛，但是，仅仅期待轻松和顺畅并不现实。

如果总是期待独角兽和彩虹，那只能说明我们其实来自一个充满恐惧的地方。我们不知疲倦地在身边画出美丽的图画，其实只是在试图粉饰内心根深蒂固的恐惧——恐惧那些无法应对的事实。这就是为什么我们需要用敲击释放恐惧、愤怒和各种抗拒情绪。这些情绪固化了我们的束缚性信念，比如我们“不能”做什么，以及我们“永远做不到”。

当用敲击来摆脱这些时常出现的情绪包袱时，我们便能不受限制地实现最完美的自己。这就是创造最完美的自己的时刻。这也是为什么我们想得到持续性的结果就必须“行动前先了解自己”。

我不能透露太多，行动前先了解自己。

如果我们一开始就因为过度专注于行动而将自身的状态抛在一边，那我们将很容易选择放弃，小瞧自己，以及患上拖延症。无论我们之前的生活模式是什么样，它们都会介入、占据、笼罩或者粉碎那些可能已经成形的新的生活模式。

所以请告诉我，当你不断成为最完美的自己后，你会创造什么？

你能相信你经历的那些挫折其实是命中注定的吗？比如，这些还没来得及学完的课程，其实是天意；再比如，通过敲击来清除混乱和释放自己，你能够用新的方法来应对问题。

让我们开始敲击吧！

当你想继续创造最完美的自己和最好的生活状态时，你会背负多少负面情绪？在离开舒适区去完成这个目标时，你会感到多大的压力和焦虑感？现在，在 0 ～ 10 分的范围内给这种负面情绪的强度打分。

做三次深呼吸。我们将从敲击手刀点开始。

手刀点（重复三次）：虽然我不确定能否创造出最完美的自己和最好的生活状态，但我还是爱自己并接受我的感觉。

眉毛内侧：这种恐惧……

眼睛外侧：我能感觉到……

眼睛下方：如果我不能做到这一点呢？

鼻子下方：如果我不能成为最完美的自己，那该怎么办？

下巴：这种恐惧……

锁骨：我能从身体上感觉到它……

腋下：我害怕……

头顶：一切都是未知数……

眉毛内侧：这让我害怕……

眼睛外侧：害怕也没关系……

眼睛下方：我从身体上感到害怕……

鼻子下方：这种恐惧只是为了引起我的注意……

下巴：嘿，这一切都是新的！

锁骨：恐惧如是说……

腋下：这一切都是新的！

头顶：但万一我做不成新的事情呢？

眉毛内侧：回去做旧事更容易……

眼睛外侧：至少是我知道的事情……

眼睛下方：这是新的事情……

鼻子下方：新的事情让我感到害怕……

下巴：感到害怕也没关系……

锁骨：我从身体上感到恐惧很正常……

腋下：我现在能感觉到这种恐惧……

头顶：我可以放手……

眉毛内侧：新的事情也可以很奇妙！

眼睛外侧：新的事情并不坏……

眼睛下方：我能做到！

鼻子下方：我能摆脱这种恐惧……

下巴：并且继续敲击释放它……

锁骨：它可能再次出现……

腋下：没关系……

头顶：现在，我感到很安全……

眉毛内侧：我能搞定！

眼睛外侧：我不知道接下来会发生什么……

眼睛下方：没人知道……

鼻子下方：我的恐惧在保护我……

下巴：谢谢，恐惧！

锁骨：我现在不需要你，虽然……

腋下：我很安全……

头顶：但新的事情也很好……

眉毛内侧：我能勇敢地面对这种新奇！

眼睛外侧：我觉得这些未知数不会伤害到我……

眼睛下方：我已经成为最完美的自己……

鼻子下方：我可以继续摆脱这种恐惧……

下巴：我的想法上还笼罩着其他阴霾……

锁骨：我不知道前方是什么……

腋下：但我是安全的，我是被爱着的……

头顶：现在，我可以相信新的事情，也可以放松下来……

再一次深呼吸。同时，再次感受自己有什么压力、焦虑或其他阻力。继续敲击，直到你感到平和。

## 那个遥不可及的梦想后来怎样了？

请说出现实中你的一个大梦想。我知道你至少会有一个梦想。

停下来思考。回想数年前、几个月前，以及其他最相关的时间点。

你还记得从何时起梦想开始在你的脑海中扎根吗？你感到兴奋吗？充满力量了吗？然后，它与普通的梦想一样，最终也消失了吗？那个宏伟的梦想会变成遥不可及的梦吗？

你的梦想是什么？你想拥有自己的生意、家庭、房子吗？你是否梦想着去旅行，掌握新的技能或运动，在国外生活，或者成为父母？

回顾你经历的整个旅程，从梦想开始的那一刻，一直到最后实现梦想时。在梦想实现之前、期间和之后，你必须克服哪些障碍？你要重新学会什么技能才能实现那个梦想？

我知道，我都明白，现在没什么大不了的事。你所经历的每件事都能让你意识到，曾经的梦想如今已经无关紧要了。几乎在你实现这个梦想的同时，你会立马向着下一个梦想前进。

仔细思考一会儿吧！

你曾经有一个大梦想。这太激动人心了，对不对？但后来，这个梦想似乎变得遥不可及。事情变得越发棘手，也许还会让你感到困惑不已。

你想放弃，你真的想放弃。

但是……咚咚咚……你最终还是做到了。

你实现了梦想。你不断地前进，将不可能变为了可能。

太棒了！

但是，不断地追寻下一个大梦想其实不过是你的消极偏见（Negativity Bias，所有人都有消极偏见，与悲观与否无关，人们就是比较在意“坏消息”。——译者注）在作祟。

别担心，不仅是你，我们都这么想。这就是普通人的大脑回路。

消极偏见介入得太快，你甚至还没能注意到它偷走了你多少快乐。

## 保持敲击，保持信任

听着，我可能不认识你，但有一件事我知道。

你实现了最完美的自己，创造了最好的生活状态“这件事”。你实现了你的愿望，但你还没有察觉到，因为有些“东西”挡住了你的视线。

敲击它！相信我，你已经实现了！

保持敲击，保持信任。宇宙是明智且充满爱心的，它会实现你的愿望，并在人生之路上对你进行必要的训导。

你实现了，你真的实现了！

保持敲击，保持信任。你可以不断地重启这段疗愈之旅。你可以随时地重新审视那些未完成的部分。

你实现了！

你会相信吗？

## 变化最大的，永远是你的内心

对，你知道，但无论如何我还是要说。

疗愈之旅永远不会结束，我仍然每天置身其中。尽管风景在变、天气在变，但变化最大的还是你的内心。

你内心的天气。

最终，这才是你改变最多的地方。

敲击的次数越多，你就越善于释放无用的情绪，而你的心情也就越平静。

即便下雨，你也有理由在雨中起舞。因为在这个旅途中，一旦你运用了敲击，便能感受到阳光已经照进远方阴暗的角落。你会明白自己曾经忽略了什么。在那短暂的阴霾之外，太阳总是闪耀着。

感谢你参与这段疗愈之旅，你现在可以看到，也可以感受到阳光。

是的，即使下雨也是一样。

## 第 20 天　挑战最完美的自己：创造最美好的生活

是时候了。

你已经准备好了展现最完美的自己，开始创造最美好的生活状态。

选择一个你想开创的新领域。

你想要一个更有成就感的职业吗？或者是，更亲近的私人关系？资金更充裕？

在生活中，你真正想要的是什么？

选择一个你可以采取的行动，并让它变为现实。

你终于能要求加薪了吗？

还是学习新技能或勤于尝试？

你更愿意尝试结交新朋友、体验新事物？

你能采取哪些具体的行动来开创最美好的生活？

请做出承诺，并付诸实践。

这是你今天、明天、本周和今后的挑战，练习开创最完美的自己和最好的生活状态，不断向前迈进。

当你感到害怕、困难或无聊时，或者当事情没有变成你想要的或期盼的那样时，练习敲击。

敲击，然后再从当前的负面情绪中走出去。去开创最完美的状态吧，只管去做。

现在，请完成第 20 天的敲击冥想：阳光下的平和。更多相关信息详见附录第 306 页。

就剩最后一天了！请花一分钟时间将第 21 天加入你的日程表。写下这句话：“阅读本书第 21 天的内容，向着最完美的自己前进。”接着，请了解具体方法！

# 第 21 天
# 享受平静，收获成长

## 请不要过度努力

从前有一个精神探索者，她的名字叫探索者 1 号。最重要的是，她渴望获得启发，想要感受神圣的源泉和真正的快乐。

日子一天天地过去，探索者 1 号努力地探索着精神世界。不久，她感到内心变得越发平静和快乐起来，也很少再被日常压力（它们曾经总在消耗她的精力）所困。

所有认识探索者 1 号的人都注意到了她的这些变化，许多人都对她的目标——获得精神启迪和纯粹的快乐印象深刻，她也感受到了自己内心的真实转变。然而，她仍觉得思想的局限性和过去阻碍了自己。

经过一番思索，她决定加强精神修炼。抱着对自己负责的想法，她向值得信赖的亲密好友——探索者 2 号，分享了她的想法。

探索者 1 号和探索者 2 号一直是朋友。在外人看来，他俩能搭建起友谊之船可以说是件奇怪的事了。毕竟，探索者 2 号并不怎么关注精神世界的修炼，他的动力也没有那么大。更重要的是，探索者 2 号常常在实现目标的过程中分心。

在听说了探索者 1 号的雄心壮志后，探索者 2 号也决定更努力地进行精神修炼。但是，正如所有认识他的人所预言的那样，随着时间的流逝，探索者 2 号三天打鱼两天晒网。虽然他仍然坚持修炼自己，但是他的进度远远落后于探索者 1 号。

几个月后，经过一段不寻常的时光，两个朋友又安排了一次见面。

探索者 1 号刚就座，探索者 2 号就感到震惊不已，觉得她浑身散发着疯狂而又不安的能量。她看上去很疲倦，压力很大。

一阵尴尬的沉默后，探索者 2 号开口了：

“亲爱的朋友，我们上一次相遇时，你决定加倍修炼自己，以获得精神启迪。然而，你现在的面色与能量似乎与你想实现的目标完全相反。我必须问问你，发生了什么事？”

探索者 1 号摇了摇头：“没错，你是对的。我失败了。”

“究竟发生了什么事？”探索者 2 号又问。

“我兑现了自己的承诺：加强修炼。我不知疲倦并努力地获得精神开悟。然而几个月后，我感到筋疲力尽，所以给自己放了个假。我答应自己休息几天，但我实在是太累了，休息几天远远不够，于是我就又休息了几周。现在我离自己的目标越来越远。”

“我懂了，”探索者 2 号回答，“你可以重新开始，永远都不晚。”

探索者 1 号沮丧地点点头：“也许确实如此，但亲爱的朋友，我必须说，你似乎发生了改变。你浑身散发着我见过的最平静和最快乐的能量。你是怎么做到的？”

探索者2号微笑着，露出纯净的喜悦：“的确，我感到更平和、更快乐了。我没有你那般自律，驱动力也不强，更没有严格地修炼自己。”

“那你是怎么做到的？”探索者1号诚恳地问道。

“我每天练习一会儿，但不是天天练。我有时早上练习，有时晚上练习。坐飞机、坐火车、开会或约会时，我都会花点时间来练习。我尽自己所能去练习。但亲爱的朋友，你要明白，我没有你坚持得那么久。我没有你的坚韧，也没有你的雄心。”

“然而，你获得了精神启迪。”

熟悉这个故事吗？

如果我称探索者1号为野兔，探索者2号为龟（我承认修改了些许细节），你会察觉到这个故事似曾相识吗？

或许你已经知道我要说什么了，但我仍要告诉你：

从这一刻起，你要成为龟。在接下来的每一天或者大多数日子里，你都要采取措施去实现最完美的自己。但是，请不要过度努力，也别在惊慌中继续，你应该在平静中前进，一边敲击，一边前行。

## 压力、负担，让它们见鬼去吧！

你能听到放烟花的声音吗？

你看到自己的舞鞋了吗？

恭喜你！

我高兴极了，简直为你感到自豪！

你成功地走到了第 21 天，是的，是时候庆祝了。这是巨大的进步，你将努力实现最完美的自己，收获最有成就感的未来。

我希望你一开始就能感受到我所了解的一切。最完美的自己一直在你心里，你需要的就是摆脱压力，卸下过去的负担，让步伐更轻快、内心更亮堂。

你并不孤单，也永远不会孤单。你会陶醉于周围的美丽、光明和奇迹之中……

当我展望未来，它是如此明亮，灼伤了我的眼睛。

——奥普拉·温弗瑞（Oprah Winfrey）

除了你自己要庆祝，我也想花点时间来亲自祝贺你。

只有部分人能坚持读完本书，他们关注敲击，并努力实现最完美的自己。事实上，你能读到这里，就已经向我证明了，你可以百分之百地展现最完美的自己，创造出自己梦想中的生活。

这并不意味着一切都完成了。当然，它也不代表一切都永远结束了。但它确实意味着在你心里，喜悦、富足、自由和仁慈的火花正闪耀着光芒。你已经有所改变。

我尊敬你。

我很荣幸能看到你在这世上的表现。

我尊重你努力实现了最完美的自己。

下一次……保持敲击！

让我给你一个大大的拥抱。

——尼克（Nick）

现在，请完成第21天的敲击冥想：让我们庆祝起来！更多相关信息详见附录第309页。既然你已经完成了整个疗愈之旅，今天就没有挑战了。

所以……你的感觉如何？别担心，这趟旅程永远都在你的身边。你可以把它作为一年一度的新年礼物送给自己，或者在每年生日的时候再来一次。

随时随地阅读和练习敲击，你每次都会有新的收获。为了让你轻松地回顾21天练习的整个过程，我准备了“21天的疗愈之旅”，可以帮助你总结每一天的旅程。

# 后 记

## 21 天疗愈之旅

恭喜，你已经完成了 21 天的疗程！下面是关于疗愈之旅的每日总结，你可以根据需要轻松地回顾过去。

### 快速入门：向往的生活，由你自己定义

你刚刚开始练习敲击吗？如果是这样，那就从这里开始。我们先根据操作说明做一些快速敲击，然后开始整个疗程。这是一个浅显易懂的过程，你会喜欢它在整个疗程中产生的结果。

即使你已经是一名敲击疗愈者，也不要错过本章的开头。关于敲击如何影响着基因的表达，一门新兴科学已经做出了专门研究。

# 第 1 周：塑造平和心态，开启新式生活

## 第 1 天　在不安中混乱，或在平和中幸福？

为了更好地踏上这段旅程，我们首先需要审视自己每天的状态。面对千头万绪的生活和工作，我们应该用哪种心态去思考呢？是平和还是不安？

在这个过程中，我们研究了大脑形成不安情绪的原因和方式，了解了平和的真实状态和感觉；我们关注了那些选择平和、拥有积极情绪的人所做的日常练习。同时，我们也利用敲击体会到了更多的平和。

第 1 天　挑战最完美的自己：平和练习（第 11 页）

第 1 天　敲击冥想：敲散恐慌，回归平静（第 249 页）

## 第 2 天　别让“天生消极”毁了你

还记得克罗格和托尔吗？他们在洞穴里休息，但是其中一人成为老虎的腹中餐。还记得是哪个人吗？他为什么会被吃掉？

通过这个故事，我们了解了大脑的消极偏见，弄清了敲击背后的科学依据，也探究了敲击是如何通过与身体及原始大脑的沟通来平衡消极偏见的。

第 2 天　挑战最完美的自己：跟消极说“不”（第 18 页）

第 2 天　敲击冥想：体会正能量（第 252 页）

## 第 3 天　享受孤独只是一种借口

即便周围人潮涌动，你仍然会感到孤独吗？

这一天，思考孤独如何影响着我们，以及社区是如何支持着我们完成这趟疗愈之旅、让我们在日常生活中更具使命感的。

我们也了解了洛夫博士，即保罗·扎克博士的故事，以及他那令人诧异的孤独感治疗处方。

第 3 天　挑战最完美的自己：你从来不是一个人（第 27 页）

第 3 天　敲击冥想：放下孤独，继续前行（第 256 页）

## 第 4 天　拥抱真事实，还我真面目

这一天，我们诚实地审视了我们的生活，看到了我们曾经不敢面对的“污点”。接着，我们清理“污点”并开始重塑最完美的自己。

对许多人而言，在这一天里他们将会进行前所未有的体验与思考，这也为他们后续的旅程打下重要基础。

练习：

越孤僻，越孤独（第 22 页）

社交效果最大化（第 24 页）

第 4 天　挑战最完美的自己：说出你的心声（第 40 页）

第 4 天　敲击冥想：接受现实，拥抱自己（第 259 页）

## 第 5 天　不必推迟你的满足感

三名攀登者先后登上了珠穆朗玛峰，但每个人都有不同的体验。哪位攀登者最能让你产生共鸣？

这一天，我们开始更多地关注我们在生活中获得了多少快乐，并利用敲击寻找更多的机会来庆祝生活中每次小小的胜利。

练习：

进步再微小，也值得庆祝（第 46 页）

第 5 天　挑战最完美的自己：为每一次进步喝彩（第 50 页）

第 5 天　敲击冥想：积极敲击（第 262 页）

## 第 6 天　听，你的身体在倾诉

你的后腰想要告诉你什么？（不要担心，我们还没有到最后一步！）

这一天，我们观察了身体是如何与我们交流的，并利用敲击来调整它诉说的内容。我们也了解了那些限制身体的信念，同时开始练习培养关于身体的积极信念与情绪。

练习：

别让坏信念束缚了你（第 54 页）

治愈心灵的一颗糖（第 56 页）

第 6 天　挑战最完美的自己：身体在向你发出信号（第 60 页）

第 6 天　敲击冥想：调整身体节奏（第 264 页）

## 第 7 天　生活需要仪式感

迈克尔·乔丹、本杰明·富兰克林和韦德·博格斯有哪些共同点？

为了总结第一周的练习，我们进行了快速回顾，研究了仪式和重复是如何支持我们不断前进的。

第 7 天　挑战最完美的自己：获取双“R”工具（第 67 页）

第 7 天　敲击冥想：平和与耐心（第 268 页）

## 第 2 周：完美的人，从来就懂得释放情绪

### 第 8 天　寻找身边的小确幸

如果有一天，一个神圣的使命突然将你唤醒，你会有何感受？你会出色地完成使命吗？你会以崭新的方式应对吗？你接下来的一天会过得如何？

我们用敲击疗法种下第一粒种子，许给自己一个愿景，想想最完美的自己应该是怎样的，或者自己最期待感受到什么。我们也用敲击来消除提升自己时的劳累，这样，我们就可以重新开始，为当下和未来创造一个真实的愿景。

练习：

从“想成为”到“成为”只需一步（第 73 页）

世界上最可怕的自我暗示就是“我不行”（第 76 页）

愿你找到生命之锚（第 79 页）

第 8 天　挑战最完美的自己：下一站目标（第 81 页）

第 8 天　敲击冥想：与意愿贯通（第 271 页）

### 第 9 天　为什么身体会失控？

如果每天的能量有限，你会如何使用它？

思考一下我们每天会耗费多少能量来处理过去的事情。

虽然你可能倾向于略过“所有过去的事情”，但一般而言，清除过去的情感“污泥”是让你走向完美的最快、最直接的方式。因此，一旦忽视，后果自负。

练习：

爱自己，不完美又怎样（第 87 页）

不要让发现压力变成另一种压力（第 90 页）

第 9 天　挑战最完美的自己：注意最常犯的错误（第 96 页）

第 9 天　敲击冥想：学会放手（第 274 页）

## 第 10 天　这不是你的错，只怪童年创伤不肯撒手

今天，我们来思考一下费利蒂博士那项失败的研究项目是如何实现了一个更大的目标：帮助我们发现童年不幸经历的影响。

临床研究证明，敲击对创伤后应激障碍的疗效要远强于传统疗法。通过敲击疗法，我们开始审视过往的经历与情绪，这需要我们予以更多的注意力。

同时，我们也研究了遭受过心理创伤的战俘们，了解到他们背后那些令人难以置信的故事，这能激励我们全体共同迈向一个更加光明的未来。

在你决定忽视回顾这天之前，请深吸一口气。我明白你并不愿意走到那一步。我能理解，真的。但是这些年来，我已经治疗过太多有着童年创伤的人，如果没有使用敲击疗法，他们根本不可能恢复到现在这个程度。

在这点上相信我，可以吗？你不会为此而感到后悔的。如果你觉得自己受到召唤，需要回头再思考一番，请相信我，你很快就能好好地释放自己。

练习：

打包不愉快（第 101 页）

释放过去，拥抱未来（第 107 页）

第 10 天　挑战最完美的自己：放下过去，放过自己（第 109 页）

第 10 天　敲击冥想：释放过去，重感心安（第 277 页）

## 第 11 天　今天，你逃避了吗？

北极熊、负鼠与兔子有何共同点？它们又与人类有什么共同之处？

在这一天，我们要探索对恐惧和创伤的原始反应，即冻结反应。我们也要了解这种反应在生活中对我们的影响，并运用敲击来释放这种恐惧。

我认识的所有人，包括那些没有创伤经历的人几乎都与这一章相关。理解冻结反应能非常奇妙地解放最完美的你！

练习：

敲击，让伤痛无关紧要（第 117 页）

第 11 天　挑战最完美的自己：化阴影为泡影（第 121 页）

第 11 天　敲击冥想：解除僵直，体验心安（第 280 页）

## 第 12 天　愤怒，就应该发泄出来

在这一天，我们来学习发现并释放我们最原始、最有必要出现的情感禁忌——愤怒。

我们也了解到了波比的故事。得益于敲击疗法，她释放了内心深处对暴虐父亲的愤怒，终于在饱受了数十年的慢性生理疼痛后重拾活力。

这是个让人如释重负的大日子!

第 12 天　挑战最完美的自己：愤怒是生命最好的礼物（第 134 页）

第 12 天　敲击冥想：释放怒火（第 283 页）

## 第 13 天　愤怒是岩浆，宽恕是大海

你不愿意原谅谁？如果你能原谅那个人，你可能会打开内心与生活的哪些方面？

当我们审视原谅的力量时，我们了解到一个关于持久的原谅能带来转变的故事。运用敲击疗法，我们开始体验相同的过程，以及随之而来的内心深处的缓解与自由。这是一个很重要的话题。一旦你真的选择原谅，你会惊叹于自己所释放出的巨大能量。

练习：

原谅可以迟到，但不能爽约（第 140 页）

第 13 天　挑战最完美的自己：这不代表你还在我心里（第 144 页）

第 13 天　敲击冥想："我不愿原谅"（第 285 页）

## 第 14 天　疗愈是一个循环往复的过程

养成一个新习惯真的需要 21 天吗？

这一天，我们回顾了麦克斯韦尔·马尔茨医生发现的有趣的症状，并弄

清了该症状对我们的疗愈之旅有何积极意义。

我们也将回顾自己这两周以来的改变。这是一个好机会，能让你减轻压力，消除紧张，解决那些未能完成的事情。

练习：

进步慢一点，真的没关系（第 147 页）

重新找到你的问题（第 151 页）

第 14 天　挑战最完美的自己：给你一个惊喜（第 157 页）

第 14 天　敲击冥想：我不要被干扰（第 288 页）

## 第 3 周：不忘初心，活出自己最爱的状态

### 第 15 天　最好的终点，只能由你选择

你是否希望自己每一天都能有所成长？

经过两周的清理，现在，我们能更深入地审视快乐，促使自己一天天成长起来。

你准备好了吗？

你正准备绽放光芒，因此，接下来的这一步很重要。

练习：

把快乐放在首位（第 162 页）

第 15 天　挑战最完美的自己：幸福感终会不请自来（第 166 页）

第 15 天　敲击冥想：不起眼的选择，带来更多欢乐（第 291 页）

## 第 16 天　接纳不完美的自己

到了旅程的这一步，我们虽然变得更加踏实了，但仍然不能确定最完美的自己是什么样子。

今天，我们深入这一切的核心，以一种崭新的、令人惊讶的态度来看待自我接纳。这一天不仅会使你感到新鲜和放松，还会让你以全新的方式了解自己。

练习：

从你感兴趣的事入手（第 171 页）

点亮人生之灯（第 173 页）

第 16 天　挑战最完美的自己：与镜子中的你对话（第 175 页）

第 16 天　敲击冥想：将自己的杯子盛满（第 294 页）

## 第 17 天　别做人见人爱的“巧克力”

你想成为人见人爱的“巧克力”吗？你是否总是试图取悦别人，即便他们不喜欢你？

前几天我们已经回首了过去，现在，让我们回到当前，看看自我价值问题是如何导致我们用牺牲自己来取悦别人的。

接下来，我们将运用敲击来释放压力，并设法建立更健康的界限，以维持我们与自身，以及与他人之间的关系。

练习：

讨好全世界，倒不如取悦你自己（第 179 页）

想象一下说“不”（第 183 页）

第 17 天　挑战最完美的自己：不做违心的承诺（第 188 页）

第 17 天　敲击冥想：我不是人见人爱的“巧克力”！（第 297 页）

## 第 18 天　改写属于你的人生故事

你对自己诉说的这个人生故事是第一个版本，还是第二个版本？

在这一天，我们体验故事的力量，然后观察这些故事是如何影响着我们自身。我们也会学习创伤后成长，了解逆境是如何成为我们最深刻、最持久的力量源泉。在这个过程中，我们开始为实现最完美的自己和最美好的生活打下坚实的基础。

练习：

打开心结，找到自己的光亮（第 195 页）

小练习：敲击人生的“痛点”（第 197 页）

不必恐惧未知（第 198 页）

第 18 天　挑战最完美的自己：活出新生（第 201 页）

第 18 天　敲击冥想：成为第二个自己（第 300 页）

## 第19天　告别杂乱，告白自己

你的生活需要有多干净和清晰？

今天，我们来观察实际生活中的混乱，同时，也来弄清混乱和杂乱之间的区别。

然后我们将运用敲击来清除杂乱，创造更多的成长空间。

练习：

清除生命中的“杂乱堆”（第207页）

为欢乐创造更多空间（第210页）

第19天　挑战最完美的自己：清除它，结束它！（第212页）

第19天　敲击冥想：更多空间，更多快乐（第303页）

## 第20天　美好未来正在向你靠近

你能相信，真的相信，你值得被爱和被支持吗？

今天，我们将要加深对最完美的自己的信念，开始创造最美好的生活。不过，还有另一座山需要翻越……你准备好了吗？

这是一个重要的日子，能让你在疗愈之旅中更加脚踏实地。接受邀请，走向最完美的自己，开始创造最完美的人生吧！

练习：

挫折，命定的旅程（第216页）

第 20 天　挑战最完美的自己：创造最美好的生活（第 224 页）

第 20 天　敲击冥想：阳光下的平和（第 306 页）

## 第 21 天　享受平静，收获成长

恭喜！你做到了。我为你感到骄傲！

所以……你将如何继续前进？我们从一个故事开始讲述吧，让我为你展示一些不同的选择。

这一天为未来的每一天都奠定了基调。不要错过这个值得庆祝的时刻！

第 21 天　敲击冥想：让我们庆祝起来！（第 309 页）

# 致谢

我要感谢那些出现在我生命中的人，他们是帮助我实现最完美的自己的秘密武器。正因为他们的爱、指引和智慧，我才实现了如今不可思议的人生。致我出色的妻子布伦娜，你是一位了不起的母亲，是我的挚友，更是我最佳的人生伴侣，我全心全意地爱着你。致我的女儿琼（June），是你点亮了我的人生，让我每天都面带笑容。我已经等不及想看到你们翻到这一页，读到这些文字时的样子了。我打心眼儿里爱着你们。

致亚历克斯和杰斯（Jess），你们每天都用自己的敬业、智慧与深厚的友谊激励着我，让我惊喜不已。没有你们，这一切都不可能实现，感谢二位日复一日的付出。

致我的父母，我希望你们知道，这本书之所以能够写出来，是因为你们一直都在指导我，给予我关爱与支持。你们应该为赋予我们兄妹生命而感到自豪。致凯伦（Karen）、马拉凯（Malakai）、卢卡斯（Lucas，小卢卡斯和大卢卡斯）、奥利维亚（Olivia）、佩妮（Penny），你们是我第一本书的首批读者，还有泰勒一家（Taylors），尤其是艾莉森·泰勒·帕特里奇（Alison Taylor Patridge），你的人生目标是看到自己的名字出现在不同语言的书籍中（再次表示欢迎，你的名字现在被印在了中国版本的书籍中），以及其他令人惊叹的家庭。致诺兰（Nolan），我想将你的名字放进致谢，希望你能开心，但是，现在你一定得读读这本书。致瑞安（Ryan），你才刚刚加入疗愈大家庭，对一切都还没能适应，祝你好运……

我深深爱着你们所有人。

致伊尔琳·瓦拉斯（Erin Walrath）、皮特·马里亚诺（Pete Mariano）、尼克·波利齐、凯文·詹尼（Kevin Gianni），我们每天都会联络对方，始终保持着友谊，感谢你们的支持，以及那些一同度过的美好时光。致克丽丝·卡尔，我爱你，所以我不会在致谢里写任何令人尴尬的事。

致温德姆·伍德（Wyndham Wood），好吧，认识你真是我的荣幸！即便我说"如果没有你，我根本不可能完成本书"，这也完全不够！感谢你，感谢你，衷心地谢谢你！

致绝妙的大家庭—— Hay House，它就像个真正的家庭一样。致里德·特雷西（Reid Tracy），没有多少人会亲切地称呼自己的出版商为亲爱的朋友和导师，但是我会。非常感谢你。致芭迪（Patty），感谢你赐予我友情的力量，带给我巨大的支持。致安妮（Anne），谢谢你为本书倾注的智慧与信念。当然，还有露易丝·海，正是因为你，本书才得以呈现，并被传播到了世界各地。

致韦恩·戴尔，我在写本书时，甚至在日常生活中都深深地受到你的影响。我会想念你，你永远与我在一起。

致谢丽尔·理查森，在过去的这十几年里，你一直陪伴着我，给予了我生命中不可多得的助力。我真的非常感谢你。

致敲击疗愈小组，感谢你们全体成员的支持与努力，让本书的信息能传向全世界。致凯丽（Kelly）与罗莉（Lolita），特别感谢你们这些年来的辛勤努力。

最后，致某个（希望不是很多个）我可能在致谢里漏掉的人。我提前致歉，并保证在下本书里会提名致谢。

THE TAPPING SOLUTION
FOR MANIFESTING YOUR GREATEST SELF

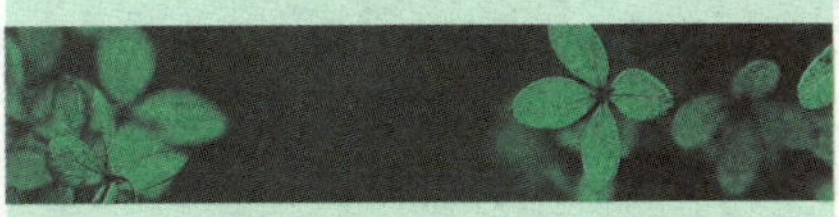

# 附 录

## 第 1 天　敲击冥想：敲散恐慌，回归平静

这个冥想练习能很好地帮助你消除压力带来的负面影响。在忙碌的一天开始或结束时，你可以试着放松一下；在你莫名感到压力或焦虑时，这也是个不错的方法。

首先，深吸一口气，检查自己的情绪状态。你的情绪如何？你有没有感到压力或焦虑？你是感到担心还是不知所措？你是否觉得不耐烦？

注意观察自己的心理感受。同时，请注意身体上的感受。你是否感到紧张？是否有紧绷感或任何疼痛感？是否不安得想咬紧牙关？是否感到刺痛、热或冷？

意识到此刻正在经历的不同情绪感受后，你想象着将所有情绪装入一个“恐慌袋”。在 0 ~ 10 分的范围内，给你想象中的恐慌袋的沉重感打分，10 分代表无比沉重。

做三次深呼吸，我们将从敲击手刀点开始。

手刀点（重复三次）：尽管我感到极度恐慌，心中充满了压力，此刻恐慌袋也是如此沉重，但我还是爱自己，并接受自己的感受。

眉毛内侧：极度的恐慌……

眼睛外侧：沉重的压力……

眼睛下方：这是如此沉重的负担……

鼻子下方：我感到不知所措……

下巴：这让人难以承受……

锁骨：如此沉重的压力……

腋下：如此极度的恐慌……

头顶：我能感觉到恐慌袋是多么沉重……

眉毛内侧：现在有这种感受是正常的……

眼睛外侧：我现在真的感觉到重压……

眼睛下方：我不用害怕它……

鼻子下方：我能感觉到如此沉重……

下巴：这个恐慌袋……

锁骨：让人无法前行……

腋下：我必须放下它……

头顶：虽然很难……

眉毛内侧：我已经习惯了背负着它……

眼睛外侧：它一直与我同在……

眼睛下方：我习惯了这个恐慌袋……

鼻子下方：尽管我不喜欢它……

下巴：它太重了……

锁骨：我现在终于可以放下它了……

腋下：它重重地压着我……

头顶：我现在可以放下……

眉毛内侧：我可以休息了……

眼睛外侧：但如果我需要这个恐慌袋呢？

眼睛下方：如果它能让我感到安全呢？

鼻子下方：我不确定我是否准备好了放下它……

下巴：这个恐慌袋……

锁骨：我太熟悉它了……

腋下：但它太过沉重……

头顶：所以我现在要放下它……

眉毛内侧：让自己休息一下……

眼睛外侧：释放这个恐慌袋……

眼睛下方：我现在不需要它……

鼻子下方：我可以让自己休息……

下巴：我可以给自己休息的机会，现在……

锁骨：把恐慌袋放下……

腋下：我现在不需要它……

头顶：放下这个恐慌袋是安全的……

眉毛内侧：现在放下这个恐慌袋……

眼睛外侧：轻轻地放下……

眼睛下方：我感到很轻松、很安全……

鼻子下方：让思绪休息一下……

下巴：让身体休息一下……

锁骨：现在可以深深地、缓慢地呼吸……

腋下：现在可以卸下这个重担……

头顶：让自己感到平静……

深吸一口气，回过头来留意自己情绪上和身体上的感受。再次用 0 ～ 10 分的分值给“恐慌袋”的沉重感打分，并观察自己的情绪变化。

持续敲击，直到你感觉到解脱。

## 敲击小技巧

敲击也是一个伟大的自我发现小工具，你在轻敲自己时，会感到浑身舒畅。你如果遇到了一些困扰自己的事情，请轻轻地敲击。无论是某种情感、记忆还是其他事物，释放那些给你带来压力的部分，你就能最快地通往平和之路。

## 第 2 天　敲击冥想：体会正能量

当你亲身体会正能量时，这个冥想练习将会发挥很大的作用。通过反复运用，你能使大脑更加平衡，并且避免自己陷入消极偏见。

首先，深吸一口气，感受自己内在的情绪。

现在你已经意识到自己在工作中具有消极偏见，你对那些导致这类负面情绪的事情有什么感觉？

其次，请注意身体上的感受。你是否感到紧张？是否有紧绷感或疼痛感？是否不安得想咬紧牙关？是否感到刺痛、热或冷？

意识到此刻经历的不同情绪感受后，用 0 ~ 10 分的分值给你的负面感受强度打分，10 分代表极度消极。

做三次深呼吸，我们将从敲击三下手刀点开始。

手刀点（重复三次）：尽管我感到极度消极，很难积极起来，但我还是爱着自己，并接受自己的感觉。

眉毛内侧：这种极度消极的感觉……

眼睛外侧：我的脑海里充斥着消极的念头……

眼睛下方：消极的感觉如此真实……

鼻子下方：这种消极的感觉似乎是事实……

下巴：这种感觉如此真实……

锁骨：这种极度消极的感觉……

腋下：深深地印在我的脑海里……

头顶：它试图帮我生存下来……

眉毛内侧：这种消极的偏见……

眼睛外侧：它试图保护我……

眼睛下方：这种感觉如此真实……

鼻子下方：这种感觉如此可信……

下巴：这种消极的偏见……

锁骨：它很有说服力……

腋下：它在试图保护我……

头顶：但它也让我感到世界一片黑暗……

眉毛内侧：这种消极的偏见……

眼睛外侧：它遮住了光明……

眼睛下方：让人仿佛置身于阴暗……

鼻子下方：虽然它感觉起来如此真实……

下巴：真的很真实……

锁骨：这种消极的偏见……

腋下：如此令人信服……

头顶：它只是试图保护我……

眉毛内侧：但它太阴暗了……

眼睛外侧：我现在不需要它……

眼睛下方：我能让自己感受到光明……

鼻子下方：我可以看到未来……

下巴：我可以相信光明……

锁骨：我可以走向光明……

腋下：光明也是真实的……

头顶：让更多光明照进我的生活……

眉毛内侧：感受到光明很安全……

眼睛外侧：让光明照进我的脑海里……

眼睛下方：让光明照进我的身体里……

鼻子下方：感受它给我带来的快乐……

下巴：我可以相信这光明……

锁骨：现在就让光明填满我的内心……

腋下：我可以相信光明……

头顶：我能让更多光明照进内心……

眉毛内侧：现在，放松地走入光明……

眼睛外侧：向光明敞开内心……

眼睛下方：周围充满光明让我有安全感……

鼻子下方：我能看到光明，而且我有一种安全感……

下巴：现在我感到很平静……

锁骨：我可以相信这美丽的光明就在我身边……

腋下：我可以相信，这美丽的光明是真实的……

头顶：我在光明中感到很平静……

深吸一口气，审视自己在情绪上和身体上的感觉。同时，注意所有的感受变化，再一次用 0 ~ 10 分的分值给自己的消极程度打分。

持续敲击，直到你感觉到解脱。

## 第3天　敲击冥想：放下孤独，继续前行

你是否即使身处人群之中也会感到孤独？这个冥想练习将帮助你释放这种孤独感。通过练习，你将建立起更多、更深的联系。

首先，深吸一口气，审视内心的感受。

既然你已经明白寂寞会让人精疲力竭，那就花点时间观察自己何时或每隔多久会感到孤独。你会在一天中的某些时候或某一年的某些时候感到孤独吗？你会在某些情况下或在某些人周围时感到孤独吗？

当你留意孤独时，也请注意身体上的感受。你是否感到紧张，是否有紧绷感或疼痛感？是否不安得想咬紧牙关，是否感到刺痛、热或冷？意识到不同的感受后，在0～10分的范围内给你的孤独强度打分，10分代表极度孤独。

做三次深呼吸，我们将从敲击手刀点开始。

手刀点（重复三次）：尽管有时我感到很孤独，但我深深地爱着自己、并完全接受自己。

眉毛内侧：孤独感……

眼睛外侧：让人精疲力竭……

眼睛下方：它如此强烈……

鼻子下方：我感到如此孤独……

下巴：即使我和一群人待在一起……

锁骨：我有时也感到很孤独……

腋下：这种孤独感……

头顶：大过我自己……

眉毛内侧：这种寂寞感……

眼睛外侧：让人精疲力竭……

眼睛下方：让人不堪重负……

鼻子下方：它远超我的想象……

下巴：有孤独感是安全的……

锁骨：我可以让自己感觉到孤独……

腋下：即使这种感觉让人很害怕……

头顶：即使我不喜欢孤独感……

眉毛内侧：我觉得很孤独……

眼睛外侧：现在感觉到这种孤独是安全的……

眼睛下方：我可以有孤独感……

鼻子下方：我可以释怀了……

下巴：这种孤独感……

锁骨：我从心里能感受到……

腋下：我现在可以释放它……

头顶：这样我就有更多时间去联系他人……

眉毛内侧：这种孤独感……

眼睛外侧：一直将我困在里面……

眼睛下方：它阻止我与别人联系……

鼻子下方：它想要保护我……

下巴：但它也在伤害我……

锁骨：我现在可以释怀了……

腋下：我现在可以释放这种孤独感……

头顶：让自己更自由地联系他人……

眉毛内侧：虽然我感觉有风险……

眼睛外侧：虽然我可能会受伤……

眼睛下方：但这种孤独感伤害了我……

鼻子下方：所以，我现在就释怀……

下巴：我要摆脱这种孤独感……

锁骨：让自己更好地联系他人……

腋下：联系他人是安全的……

头顶：我不再需要孤独感……

眉毛内侧：看得出来，我并不孤单……

眼睛外侧：我可以与人沟通，也有安全感……

眼睛下方：释放孤独感……

鼻子下方：如果我的人际关系不完美，没关系……

下巴：如果与人沟通有不顺畅的时候，没关系……

锁骨：释放这种孤独感是安全的……

腋下：我可以寻找新的方式来和他人联系……

头顶：联系他人是安全的……

深吸一口气，注意所有的感受变化，用 0 ~ 10 分的分值给你的孤独强度打分。继续敲击，直到你得到解脱。

## 第 4 天 敲击冥想：接受现实，拥抱自己

当你与现实相抗衡时（例如你意识到自己面临难题，但想要抗拒，因为远离它会让你感觉更轻松），敲击冥想是你的最佳选择。通过敲击释放这种抗拒感，你将能冷静地直面现实。

当你口述现实中发生的事时，也请注意身体上的感受。在 0 ~ 10 分的范围内，给你的感受强度打分。

做三次深呼吸，我们将从敲击手刀点开始。

手刀点（重复三次）：尽管说出事实会让我感到不适，但我还是深深地爱着自己、接受自己。

眉毛内侧：这个事实……

眼睛外侧：说出来让人感到不适……

眼睛下方：我不想看到它……

鼻子下方：它让我有太大的情绪……

下巴：这个事实……

锁骨：让人不堪重负……

腋下：我不想看到它……

头顶：我不想感受它……

眉毛内侧：这个事实……

眼睛外侧：让人不堪重负……

眼睛下方：没关系……

鼻子下方：我可以看到它……

下巴：我能感受到它所带来的情绪……

锁骨：我可以相信这个事实，并让它来指引我……

腋下：这个事实让我明白自己想改变哪些方面……

头顶：它告诉我应该关注些什么……

眉毛内侧：我可以改变我看到的……

眼睛外侧：这个事实在帮助我……

眼睛下方：当我说出这个事实时，我很放松……

鼻子下方：我可以更加心平气和地看待这个事实……

下巴：我不必再逃避这个事实……

锁骨：我可以看到它……

腋下：我能感受到它所带来的情绪……

头顶：我可以相信，这个事实能帮助我向前迈进……

眉毛内侧：这个事实……

眼睛外侧：引导着我……

眼睛下方：我不必再害怕了……

鼻子下方：我能听见它……

下巴：我可以看到它……

锁骨：并且仍然相信我是安全的……

腋下：现在，我能放松地感受这个事实……

头顶：看到这个事实是安全的……

眉毛内侧：我很安全地看到这个事实……

眼睛外侧：当我说出这个事实时，我很放松……

眼睛下方：我相信我能改变自己的选择……

鼻子下方：尽管改变不会立刻发生……

下巴：它可能需要一点时间……

锁骨：但我还是可以放松并相信它……

腋下：我可以改变我的选择……

头顶：现在放轻松……

眉毛内侧：我感到很安全……

眼睛外侧：我不必害怕……

眼睛下方：我能清楚地看见……

鼻子下方：我相信自己是安全的……

下巴：我现在整个身体都很放松……

锁骨：这个事实引导着我……

腋下：我可以相信自己能向前迈进……

头顶：现在与事实相伴左右，我感到很安全……

深吸一口气。注意你现在的抗拒强度，并用 0 ～ 10 分的分值给它打分。持续敲击，直到你感到解脱。

你所面对的这个事实，以及你对它的感觉可能会在某一天或某一秒忽然消失。没问题，相信这个过程，利用自己的不适感来体验更真实的平和感。

## 第5天　敲击冥想：积极敲击

这种冥想练习将帮助你感受到更多的快乐。当你变得更加积极并且想要强化这种积极感时，这是一种很好的练习方式。

如果察觉到自己已经获得了一些成功，那就先停下来，看看自己有多积极。用0～10分的分值给自己的积极强度打分，10分代表你能想到的最高程度。

做三次深呼吸，我们将从敲击手刀点开始。

手刀点（重复三次）：尽管有时庆祝这些日常生活中的成功会让人感到有点奇怪，但我现在仍感觉良好，并享受这个庆祝的时刻。

眉毛内侧：（说出你感到有成就的时刻）……

眼睛外侧：我对此感觉不错！

眼睛下方：我可以释放对这种庆祝的奇怪感受……

鼻子下方：我浑身舒畅……

下巴：我充满喜悦……

锁骨：我充满感激……

腋下：变得喜悦让我感觉很安全……

头顶：我内心充满感激……

眉毛内侧：我能不断壮大这股正能量……

眼睛外侧：让这些感受充满我的脑海……

眼睛下方：掌控我的身体……

鼻子下方：能感觉到这一点真好！

下巴：注意到这些日常的小成就很有趣……

锁骨：它们让我有精力感受到爆发的正能量……

腋下：我可以培养积极的感觉……

头顶：我能感觉到自己变得更加积极向上了……

眉毛内侧：变得更快乐让我感到很安全……

眼睛外侧：相信永远会有更多的庆祝时刻也让我感到安全……

眼睛下方：现在，我感觉很不错……

鼻子下方：这种快乐感对我来说确实不错……

下巴：现在我能放松下来……

锁骨：我变得越来越积极……

腋下：我感到喜悦……

头顶：我感到非常放松……

眉毛内侧：我感觉很不错。

眼睛外侧：我现在有快乐感了……

眼睛下方：相信自己能变得快乐，这让我感到很安全……

鼻子下方：我感到越来越快乐……

下巴：我能相信这份喜悦……

锁骨：我可以相信这种良好的感觉……

腋下：它在我的心里不断增强……

头顶：这种感觉真好！

眉毛内侧：这种良好的感觉……

眼睛外侧：它在我的心里不断增强……

眼睛下方：支撑着我的身体……

鼻子下方：疗愈着我的内心……

下巴：我能感觉到在我的内心深处……

锁骨：它在增强……

腋下：这种良好的感觉……

头顶：让我感到越来越快乐……

眉毛内侧：这是另一个指引……

眼睛外侧：它告诉我哪里可以找到快乐……

眼睛下方：我喜欢这种感觉!

鼻子下方：我的这种感觉变得越来越强烈……

下巴：我浑身上下都感到喜悦……

锁骨：这种感觉很棒……

腋下：现在，我可以从心里感受到它……

头顶：它让我变得更加快乐……

深吸一口气。再次用 0 ~ 10 分的分值给你的积极程度打分。继续敲击，直到达到你满意的效果。当你习惯了庆祝每天的小成就，注意你的整体情绪和精力是如何随着时间而发生变化的。

## 第 6 天　敲击冥想：调整身体节奏

这个冥想练习能让你恢复与自己身体之间的联系。如果你感到身心不畅快，或想克服身体上的一些症状，这可能是个开始倾听身体诉求的好方法。

如果条件允许，你可以找个安静的地方做三次深呼吸，再随着呼吸感受自己的身体。你可以从头顶开始，接着是脖子、肩膀、手臂、手腕、手背和手指。

将注意力转移到背部，再到胃部和心口处。之后，注意你的臀部、大腿和膝盖。最后是脚踝、脚背和脚趾。

同时，请注意身体上的感受。你是否感到紧张？是否有紧绷感或任何疼痛感？是否不安得想咬紧牙关？是否感到刺痛、热或冷？如果有一种感觉特别强烈，那就用 0 ～ 10 分的分值给这种感觉的强度打分。

做三次深呼吸，我们将从敲击手刀点开始。

手刀点（重复三次）：尽管我不能总是停下来倾听身体的诉求，但我现在仍感到安宁，乐于倾听。

眉毛内侧：我的身体……

眼睛外侧：它向我诉说了这么多……

眼睛下方：我可以停下来听听它在说什么……

鼻子下方：我能听到它的信息……

下巴：让它说出事实……

锁骨：我可以无条件地倾听……

腋下：我能感觉到身体需要我自己去感受……

头顶：我能记得它要我记住的内容……

眉毛内侧：我现在可以开启身体的智慧……

眼睛外侧：通过这种方式去关注身体是安全的……

眼睛下方：倾听身体的诉求是安全的……

鼻子下方：我可以集中精力关注我的头部……

下巴：我的脖子……

锁骨：我的肩膀……

腋下：我能听到它们在诉说……

头顶：我的上背部……

眉毛内侧：它在说什么?

眼睛外侧：我的两条手臂……

眼睛下方：它们的感觉如何?

鼻子下方：我的手……

下巴：我的胸口……

锁骨：我的胃……

腋下：它们想告诉我什么?

头顶：我的心口……

眉毛内侧：它在对我诉说吗?

眼睛外侧：我的下背部……

眼睛下方：我的臀部……

鼻子下方：它们需要我听些什么?

下巴：我可以听我的大腿……

锁骨：我的膝盖……

腋下：我的小腿和脚踝……

头顶：我的脚……

眉毛内侧：我能听到它们在对我说着什么……

眼睛外侧：我可以体验到身体上的感受……

眼睛下方：让这感受涌现……

鼻子下方：我可以释放这些感受……

下巴：我可以倾听……

锁骨：我感到释怀……

腋下：让我相信身体的诉说……

头顶：放弃任何不适……

眉毛内侧：我可以释放不适……

眼睛外侧：我的身体能得到解脱……

眼睛下方：现在我可以放松我的身体……

鼻子下方：现在我可以让这些感觉穿过身体……

下巴：我能感觉到浑身舒畅……

锁骨：我可以倾听身体的诉说……

腋下：倾听身体的诉说是安全的……

头顶：现在放轻松，感受身体的平和……

深吸一口气，同时注意身体上的感受。如果敲击前用 0 ~ 10 分的分值给感受强度打过分，那么现在再打一次分。

继续敲击，直到你感到解脱。

## 第7天　敲击冥想：平和与耐心

这个冥想练习能很好地帮助你在变化的过程中感受到平和。你和你的生活正在转变，你和你的生命会变得更加平和。

我们总想尽快得到改变，但似乎任何一种变化都不会很快发生或出现。当谈到创造积极的变化时，我们总希望能有更多变化。通常情况下，我们希望积极的转变能够更快发生。我们不愿意做重复性的程序化工作。我们想要结果，现在就想要。对变化过程不耐烦是可以理解的，人们总是如此，但要明白，“不耐烦”对我们而言是一种阻碍。具有讽刺意味的是，当我们不再抗拒运用敲击或其他固定的仪式后，这种变化实际上比我们想象的要快。

当你发现自己因改变速度过慢而沮丧时，或者只渴望更多改变和更快改变时，花点时间审视一下自己。首先，观察自己在改变速度过慢时的沮丧程度与焦虑程度，并用0～10分的分值给它们打分。

做三次深呼吸，我们将从敲击手刀点开始。

手刀点（重复三次）：尽管我现在正在努力跟上改变的步伐，但我还是爱着自己，并接受自己的感觉。

眉毛内侧：我想要更多改变，更快改变！

眼睛外侧：我希望所有事情都能变好！

眼睛下方：我没有时间完成程序化工作……

鼻子下方：我没有时间做重复性的工作……

下巴：我需要改变现在的境况……

锁骨：这种对变化速度的不耐烦……

腋下：让我感到压力巨大……

头顶：我想要更多改变，更快改变……

眉毛内侧：这种不耐烦的感觉……

眼睛外侧：我是如此急躁……

眼睛下方：这种不耐烦的感觉……

鼻子下方：让我的步伐渐缓……

下巴：我感到压力巨大……

锁骨：我既感受不到放松，也感受不到安全……

腋下：我现在需要巨大的改变！

头顶：但改变也让我感到害怕……

眉毛内侧：我想要更多改变……

眼睛外侧：我想要更快改变……

眼睛下方：所有这些不耐烦的感觉……

鼻子下方：我对时间没有耐心了……

下巴：无论是做重复性的工作……

锁骨：还是完成仪式般的任务……

腋下：我现在需要巨大的改变！

头顶：但改变也让我感到害怕……

眉毛内侧：我只想要一些改变……

眼睛外侧：我没有时间浪费了……

眼睛下方：我现在需要积极去改变……

鼻子下方：我不能坐以待毙……

下巴：所有这些不耐烦的感觉……

锁骨：所有的压力……

腋下：它们让我放慢了脚步……

头顶：也许是时候放手了……

眉毛内侧：相信变化正在以完美的速度发生……

眼睛外侧：现在正在发生的事情让我感到放松……

眼睛下方：尽管一切都和我想的不同……

鼻子下方：这种改变的速度让我感到很安全……

下巴：我现在可以放松身体……

锁骨：当想到自己目前的变化速度时，我感到很平静……

腋下：我能感觉到我身体的平静……

头顶：并且相信变化正在以完美的速度发生……

眉毛内侧：仪式般的任务和重复性的工作都很重要……

眼睛外侧：它们会帮助我转变……

眼睛下方：我可以放慢步伐，专心做这些事情……

鼻子下方：我可以相信，变化正在以正确的速度发生……

下巴：当前的变化速度让我感到放松……

锁骨：我可以信任这个变化过程……

腋下：当我思考时，我也可以全身心放松……

头顶：现在，我感到平静、安全和放松……

深吸一口气。请思考在生活中变化速度给你带来了哪些感受，例如挫败感、焦虑等，在 0 ～ 10 分的范围内给你的这些感受打分。

继续敲击，直到你感到平和。

## 第 8 天 敲击冥想：与意愿贯通

这是一个伟大的冥想练习，可以让你更深入、更清晰地与自己和生活的愿景保持一致。

当你发现你对自己的感觉有抵触情绪时，首先要注意这种抗拒感是如何显现出来的。它是一种身体上的感觉，就像你的下巴或胃部的紧绷感，还是一种情感上的抗拒，比如恐惧或者怀疑？如果你弄清了抵触情绪是如何出现的，那就用 0 ～ 10 分的分值给你的抵触强度打分。

做三次深呼吸，我们将从敲击手刀点开始。

手刀点（重复三次）：尽管在实现愿景和想法时，我感受到了阻力，但我还是接受自己的感觉，并选择感受平和。

眉毛内侧：所有阻力……

眼睛外侧：让我处于挣扎之中……

眼睛下方：我希望愿景能够成真……

鼻子下方：我始终抱着这样的想法……

下巴：但我知道，要实现它困难重重……

锁骨：我不确定自己是否相信愿望一定能实现……

腋下：我不确定它是否真的会发生……

头顶：虽然我确实希望它发生……

眉毛内侧：但我还是能感受到所有的阻力……

眼睛外侧：我不喜欢阻力……

眼睛下方：我想摆脱阻力……

鼻子下方：有抵触情绪没有关系……

下巴：有抗拒感也没有关系……

锁骨：我现在能感觉到阻力……

腋下：我现在可以释怀……

头顶：我可以释放我体内的阻力……

眉毛内侧：当想到自己的愿景时，我感到很平静……

眼睛外侧：我感到轻松自在……

眼睛下方：我可以相信这个愿景能实现……

鼻子下方：相信这个想法，让我感到很安全……

下巴：当我专注于自己的愿景时，我感到平和……

锁骨：现在，我全身心都感到很安全……

腋下：我相信自己的愿景……

头顶：我感到平和……

眉毛内侧：我可以想象它实现的样子……

眼睛外侧：我能感觉到！

眼睛下方：这个愿景……

鼻子下方：感觉真好！

下巴：尽管我害怕对它抱有信任……

锁骨：但我还是想让它成为现实……

腋下：我可以相信这个愿景……

头顶：我感到很安全……

眉毛内侧：我能看见未来！

眼睛外侧：我能感觉到！

眼睛下方：这个愿景……

鼻子下方：充满了积极情绪，我能感觉到它……

下巴：我能感受到它在我的身体里……

锁骨：它现在是我的一部分……

腋下：它与我融为一体……

头顶：我相信这个愿景可以实现……

眉毛内侧：我喜欢这个愿景……

眼睛外侧：并相信自己为它付诸的行动……

眼睛下方：我现在可以感到平静和快乐……

鼻子下方：我可以接受这些美好的感觉……

下巴：让它们在我的体内自由流动……

锁骨：融入这些美好的感觉是安全的……

腋下：现在，我让它们填满我的思想和身体……

头顶：我现在感受到了爱和温暖……

深吸一口气。再次用 0 ~ 10 分的分值给你的抵触强度打分。

不断敲击，直到你体验到更平和的感觉。

## 第 9 天　敲击冥想：学会放手

当你发现自己总是求助于没有实际作用的方法时，这个冥想练习能很好地为你解决问题。它将帮助你释放过去的情感“污泥”，让你变得更健康。

如果你发现自己回到了老旧的流失模式之中，而不是抗拒正在发生的事情，那就停下来，承认你对自己无法摆脱这种模式感到沮丧或压力大。

在 0 ~ 10 分的范围内，给你的压力强度打分。

做三次深呼吸，我们将从敲击手刀点开始。

手刀点（重复三次）：尽管我因为这种反复出现的模式而感到沮丧或压力大，但我还是爱自己、接受自己，并选择感受平和。

眉毛内侧：这种模式……

眼睛外侧：这种充满漏洞的模式……

眼睛下方：我似乎无法克服它……

鼻子下方：太令人沮丧了……

下巴：这种充满漏洞的模式……

锁骨：为什么它不会自己消失呢?

腋下：我真想跨过它……

头顶：但它总是不断地回到我面前……

眉毛内侧：这种充满漏洞的模式……

眼睛外侧：如此根深蒂固……

眼睛下方：我想要跨过它……

鼻子下方：但让人沮丧的是，我似乎无法做到……

下巴：所有挫折都源于漏洞……

锁骨：我能从身体上感受到它……

腋下：但我现在选择心态平和……

头顶：尽管我又陷入这种模式，但我还是爱着自己……

眉毛内侧：这种充满漏洞的模式……

眼睛外侧：一直都在我周围……

眼睛下方：没关系……

鼻子下方：即使它回来了，我还是可以感到安全……

下巴：无论如何，我都可以选择平和……

锁骨：当这种模式重现时，我可以放松身心……

腋下：现在，我感到安静和镇静……

头顶：现在，我选择平和……

眉毛内侧：这种充满漏洞的模式……

眼睛外侧：它比我弱小……

眼睛下方：我能注意到它……

鼻子下方：我能做出新的选择……

下巴：这种充满漏洞的模式……

锁骨：我现在能认出它了……

腋下：我可以退后一步，选择一个新的前进方向……

头顶：现在，它对我的影响没有那么大了……

眉毛内侧：这种充满漏洞的模式……

眼睛外侧：它不能控制我了……

眼睛下方：因为我可以看到它……

鼻子下方：我现在做出了新的选择……

下巴：我正在走一条新路……

锁骨：这条路对我来说更好……

腋下：我现在自由了……

头顶：我可以选择新的、更好的道路……

眉毛内侧：我可以决定自己走哪条道路……

眼睛外侧：我可以让它成为我想要的……

眼睛下方：我现在自由了……

鼻子下方：我可以做出新的选择……

下巴：我现在自由了……

锁骨：我感觉很好……

腋下：我现在可以做出不同的选择……

头顶：我现在感到非常平和……

深吸一口气。再次用 0 ～ 10 分的分值给你对这种模式的抵触强度打分。

继续敲击，直到你体验到更大程度的平和。如果你准备好了，那就口述与该模式相关的内容，直到你感觉到更深层次的解脱。

## 第 10 天 敲击冥想：释放过去，重感心安

你如果对思考过去未解决的事件抱有抵触情绪，那不妨进行这个绝佳的冥想练习。通过练习，你将勇敢地面对过去，体验更深层次的平和感和接纳感。

当你发现自己抗拒运用敲击疗愈过去的事件时，你首先需要承认自己的感受。例如，当你因为过去的工作没有给你带来平和感与接纳感而感到沮丧时，关注自己的这种情绪，并接受挫折。

在 0 ~ 10 分的范围内，给你的抵抗强度，或者任何与之相关的情绪强度打分。

做三次深呼吸，我们将从敲击手刀点开始。

手刀点（重复三次）：尽管我不想回忆过去，我讨厌它，但我现在仍选择承认过去，并对此感到安全。

眉毛内侧：这些都是过去的事情……

眼睛外侧：为什么它不会自行消失？

眼睛下方：我厌倦了停滞在过去……

鼻子下方：但它仍然萦绕在我的脑海中……

下巴：我能感觉到它留存在我的头脑和身体里……

锁骨：所有这些过去的情绪……

腋下：还有这些过去的事情，我似乎都无法摆脱……

头顶：它们在我的脑海中留下了印记……

眉毛内侧：我似乎无法摆脱我的过去……

眼睛外侧：它仍然纠缠着我……

眼睛下方：我想越过它……

鼻子下方：我想摆脱它……

下巴：但我不知道我是否能做到……

锁骨：太令人沮丧了……

腋下：感觉到沮丧是件好事……

头顶：我可以选择平和，即使我抗拒回忆我的过去……

眉毛内侧：这些都是过去的事情……

眼睛外侧：但它纠缠了我很久……

眼睛下方：看着过去的事情，我明显能感觉到自己的抗拒……

鼻子下方：我可以摆脱这种抗拒感……

下巴：我可以释放我的压力……

锁骨：当回忆过去的时候，我能感觉到平静……

腋下：现在，我全身心都能感觉到安静和镇静……

头顶：选择用平和的心态看待过去……

眉毛内侧：我可以看到事情是如何发展的……

眼睛外侧：并注意到它们是如何影响着我……

眼睛下方：承认过去让我感到很安全……

鼻子下方：我能了解到它是如何影响着我……

下巴：我可以相信这种新的意识……

锁骨：我可以让它指引我……

腋下：我可以放下我的恐惧，看着过去……

头顶：让这种新意识带我前行……

眉毛内侧：这种意识将是我的桥梁……

眼睛外侧：它将带我走向平和……

眼睛下方：它将带我走向最完美的自己……

鼻子下方：我可以相信它……

下巴：我能穿过这座桥……

锁骨：我知道我很安全……

腋下：不远处，一个全新的我正在等待……

头顶：一个最完美的我正在呼唤……

眉毛内侧：我可以接受这个信念的飞跃……

眼睛外侧：我可以回顾我的过去……

眼睛下方：并且知道它将载着我前行……

鼻子下方：勇敢向前让我感到很安全……

下巴：勇敢向前让我有一种安全感……

锁骨：现在，我放下恐惧……

腋下：现在，我很安全……

头顶：让这种平静的意识在我的心中生长……

深呼吸。再次评估你对过去发生的事情的抵抗强度。

继续敲击，直到你体验到更大程度的平和。如果你准备好了，那就一边讲述故事，一边敲击这些点。

## 第 11 天　敲击冥想：解除僵直，体验心安

如果你想努力释放冻结反应，不论它对你有多大的影响，这都会是个不错的冥想练习。

你在发现自己被迫出现了冻结反应时，首先要关注自己的感受。

如果你能把自身的冻结反应和一个（或几个）特定的事件联系起来，那就集中精力去了解它（它们）。如果它（它们）只是一种很普遍的感觉，你无法确切地指出究竟发生了什么，那就从日常的敲击开始，然后向特定的方向移动。

接着，在 0 ~ 10 分的范围内，给你的冻结反应强度打分。

做三次深呼吸，我们将从敲击手刀点开始。

手刀点（重复三次）：尽管冻结反应妨碍了我的行为和我的意愿，但我还是选择感到安全。

眉毛内侧：这个冻结反应……

眼睛外侧：它植根于我的大脑……

眼睛下方：让我感到安全……

鼻子下方：它植根于我的身体……

下巴：我不需要评判冻结反应……

锁骨：我只需要简单地接受它……

腋下：它能让我有安全感……

头顶：这个冻结反应……

眉毛内侧：它植根于我的大脑和身体……

眼睛外侧：我不想感受到它……

眼睛下方：但它仍深深植根于我的大脑和身体……

鼻子下方：它曾让我有安全感……

下巴：我很感激……

锁骨：但现在是时候放手了……

腋下：我可以仔细观察这个冻结反应……

头顶：我可以了解到这个冻结反应是因何而发生，又是在何时发生的……

眉毛内侧：我可以放心地释放它……

眼睛外侧：这个冻结反应……

眼睛下方：我不再需要它了……

鼻子下方：我可以放手了……

下巴：没有冻结反应，我也能感到安全……

锁骨：我感觉自己浑身通畅……

腋下：不再出现冻结反应让我感到很安全……

头顶：现在，选择感受平和……

眉毛内侧：我不需要冻结反应……

眼睛外侧：我要解冻……

眼睛下方：我现在安全了……

鼻子下方：尽管我很难相信解冻会让我感到安全……

下巴：但是没关系……

锁骨：尽管一想到解冻，我还是有些许害怕，但我现在感到很安全……

腋下：我害怕冻结反应……

头顶：但我可以释怀……

眉毛内侧：释放我体内每一个细胞的恐惧……

眼睛外侧：让一切都远去吧……

眼睛下方：我现在是安全的……

鼻子下方：我可以这样相信……

下巴：我现在感到浑身通畅……

锁骨：释放自己的冻结反应……

腋下：放手吧……

头顶：我感到放松……

眉毛内侧：我可以让我的身体放松了……

眼睛外侧：我感到安全……

眼睛下方：这种安全感让我很安心……

鼻子下方：现在，我浑身舒畅……

下巴：现在，我身心放松了……

锁骨：我可以赶走所有残存的恐惧……

腋下：这种安全感让我很安心……

头顶：现在，我感觉安全、平和……

深呼吸。再一次用 0 ~ 10 分的分值给你的冻结反应的强度打分。

继续敲击，直到你体验到更大的安全感和平和感。

如果你在敲击的同时想到了其他事件，在你讲述这个事件或表达那些情绪之前，请敲击这些点，直到你能够完全释放它们。

## 第 12 天　敲击冥想：释放怒火

如果你正在努力地释放愤怒，那这一定是个绝佳的冥想练习，能让你一劳永逸。当你感到愤怒的时候，请留意你身体的哪个部位压力最大。用 0 ~ 10 分的分值给你的感受强度打分。

试想一下，你有一颗坚不可摧的心，可以通过讲述任何事情来释放愤怒而不会受到任何的影响。

做三次深呼吸，我们将从敲击手刀点开始。

手刀点（重复三次）：尽管我感觉到愤怒充盈着我的身体，但我还是爱自己，并选择接受这种愤怒。

眉毛内侧：这种愤怒……

眼睛外侧：它在我体内……

眼睛下方：我能感觉到它在我的体内……

鼻子下方：这种愤怒……

下巴：感觉比我的躯体还要大……

锁骨：它是爆发性的……

腋下：这种愤怒……

头顶：现在我能感觉到它……

眉毛内侧：感受这种愤怒让我感到很安全……

眼睛外侧：我可以让自己感受它……

眼睛下方：现在感受这种愤怒……

鼻子下方：可能会让我更加愤怒……

下巴：我现在能真正地感受它……

锁骨：我太生气了！

腋下：这种愤怒……

头顶：现在感受它真的让我感到很安全……

为了释放你的愤怒，请在敲击的同时，做出动作或者口述心中所想。

如果你有强烈的冲动，想去踢或用其他方式攻击那些伤害过你的人，请确保你周围有足够的空间，能避免你真的伤到自己或其他人。我们这样做是为了释放创伤，而不是去伤害或攻击任何人。

如果你有话要说，那就大声说出来。

手刀点……眉毛内侧……眼睛外侧……眼睛下方……鼻子下方……下巴……锁骨……腋下……头顶

手刀点……眉毛内侧……眼睛外侧……眼睛下方……鼻子下方……下巴……锁骨……腋下……头顶

不停地敲击，直到你感到宽慰；然后再进行下一轮的积极敲击。

眉毛内侧：这种愤怒……

眼睛外侧：它让我感到很安全。

眼睛下方：但没有它，我也会很安全……

鼻子下方：现在，释放多余的愤怒情绪吧……

下巴：让它从我身体里的每一个细胞中释放出来……

锁骨：现在，释放它让我感到很安全……

腋下：我不再需要它了……

头顶：我要释放它……

眉毛内侧：没有了愤怒我是安全的……

眼睛外侧：现在释放它……

眼睛下方：现在选择平和……

鼻子下方：我现在感觉自己变得放松、平静起来……

下巴：这种放松感让我觉得很安全……

锁骨：让放松感在我的体内生长……

腋下：我可以放松我的身体……

头顶：我现在感觉很平静……

现在用 0 ~ 10 分的分值，给你的愤怒强度打分。

继续敲击，直到你体验到解脱。

## 第 13 天　敲击冥想："我不愿原谅"

这是一个最佳的冥想练习，能让你学会原谅他人。这是本书中唯一一个已经发表的部分（发表在我的博客上），也是被更多的人分享的部分之一。

尝试着让自己敞开胸怀，去宽恕那些深深伤害过你的人吧。

首先确定你需要原谅什么人或者什么事情。回顾当时具体发生了什么，以及对方说了什么、做了什么，将这些清楚地记在心里。

当想到这件往事时，你有什么感觉？你出现了怎样的情绪？你的身体有什么感受？用 0 ~ 10 分的分值给你的感受强度打分。

做三次深呼吸，我们将从敲击手刀点开始。

手刀点（重复三次）：尽管我因为他们伤害了我而拒绝原谅他们，但我还是爱我自己，并接受我的感觉。

眉毛内侧：我不敢相信他们这样做了……

眼睛外侧：我很生气……

眼睛下方：这是不对的……

鼻子下方：这不公平……

下巴：我拒绝放下愤怒的情绪……

锁骨：所有这些愤怒的情绪……

腋下：所有这些都是（说出你的感受）……

头顶：它们深埋在我身体的每一个细胞里……

眉毛内侧：我无法放下愤怒的情绪……

眼睛外侧：因为他们不值得……

眼睛下方：他们不应该得到我的宽恕……

鼻子下方：我拒绝释怀……

下巴：我感到无比愤怒……

锁骨：对于已经发生的事……

腋下：对于他们的所作所为……

头顶：对于他们的一言一行……

眉毛内侧：我无法释怀……

眼睛外侧：他们凭什么这么对待我……

眼睛下方：他们不配得到我的宽恕……

鼻子下方：我值得受到更好的对待……

下巴：所有这些愤怒的情绪……

锁骨：我无法释怀……

腋下：我很生气……

头顶：所有这些愤怒的情绪……

眉毛内侧：我不能忍受他们的所作所为……

眼睛外侧：但是，让我更加无法忍受的是，自己会出现这些愤怒的情绪……

眼睛下方：虽然我无法释放愤怒……

鼻子下方：但我也不想一直愤怒下去……

下巴：所有这些愤怒的情绪……

锁骨：也许我能释放一些……

腋下：也许我能释放一部分愤怒……

头顶：释放……

眉毛内侧：现在就释放……

眼睛外侧：从我身体的每一个细胞里……

眼睛下方：我不再需要这种愤怒的情绪……

鼻子下方：没有它我会更坚强……

下巴：即便不感到愤怒，我也能保护自己……

锁骨：现在释放愤怒的情绪……

腋下：尽管愤怒感仍然很强烈……

头顶：尽管我也许需要用愤怒来保护自身的安全……

眉毛内侧：我无法忍受他们的所作所为……

眼睛外侧：但我也无法忍受这种愤怒的情绪……

眼睛下方：现在释放愤怒……

鼻子下方：现在就释放……

下巴：我不再需要它了……

锁骨：愤怒消散后，我感到很安全……

腋下：原谅他们让我感到很安全……

头顶：我感到平静和安全……

深吸一口气，释放愤怒。同时，回想一下已经发生的事情，并注意你的感受发生了怎样的变化。再次用 0 ～ 10 分的分值给你的感受强度打分。

继续敲击，直到你体验到平静。

## 第 14 天　敲击冥想：我不要被干扰

当你感觉自己无力改变一些情绪、事件或者行为时，这是个很好的冥想练习。通过敲击，你将正视自己现在所处的位置。

你不是一个大麻烦，你不是某个项目，你无须调整自己。你真的相信这些说法吗？

如果你持怀疑态度，那就试着关注自己对此的感受有多强烈。用 0 ～ 10 分的分值给你的感受程度打分。

做三次深呼吸，我们将从敲击手刀点开始。

手刀点（重复三次）：尽管我感到崩溃，觉得自己的整个生活都需要来个翻天覆地的改变，但我还是选择接受自己的感受。

眉毛内侧：我感到崩溃……

眼睛外侧：我有太多需要用敲击治疗的问题！

眼睛下方：我的生活简直是一团乱麻……

鼻子下方：我觉得生活需要来个翻天覆地的改变……

下巴：有太多东西需要调整了，这让我精疲力竭……

锁骨：有太多需要我敲击治疗的问题了！

腋下：我感到不堪重负……

头顶：我只想让这一切都消失……

眉毛内侧：有太多问题需要解决了……

眼睛外侧：简直让人应接不暇……

眼睛下方：我只想让一切消失……

鼻子下方：问题实在是太多了……

下巴：而且太过强烈……

锁骨：处理这些问题是项巨大的工程……

腋下：我只想让它们消失……

头顶：我希望它们能在一夜之间消失，再也不会出现……

眉毛内侧：光想着所有需要治疗的问题就让我感到心累……

眼睛外侧：生活里还有太多东西需要调整……

眼睛下方：问题实在是太多了……

鼻子下方：而且太过强烈……

下巴：这将是项巨大的工程……

锁骨：我不想行动起来……

腋下：没关系……

头顶：也许我不必如此……

眉毛内侧：也许我对自己施加了太大的压力……

眼睛外侧：我不需要给自己制造紧迫感……

眼睛下方：这种压力……

鼻子下方：我不喜欢它……

下巴：为什么我会这么着急？

锁骨：这是一个过程……

腋下：在必要时刻放慢行动速度是安全的……

头顶：我要释放这种压力……

眉毛内侧：也许我不需要调整……

眼睛外侧：我可以意识到这一点……

眼睛下方：并改变自己选择的事情……

鼻子下方：我没有崩溃……

下巴：我的生活不是某个项目……

锁骨：我现在很好……

腋下：我现在很欣赏自己……

头顶：我不需要调整……

眉毛内侧：我对自己的状态感到放松……

眼睛外侧：我在进步……

眼睛下方：也在享受过程……

鼻子下方：我正在释放残余的压力……

下巴：我不需要调整自己！

锁骨：我的生活不是某个项目……

腋下：我相信事情正在往好的方向发展……

头顶：我现在感觉很好……

深吸一口气。仔细思考这样一个问题：当觉得自己的生活需要调整时，你会有怎样的感受？再次用 0 ～ 10 分的分值给你的感受程度打分。继续敲击，直到你释放了负面情绪。

## 第 15 天　敲击冥想：不起眼的选择，带来更多欢乐

这个冥想练习能够不断地训练你有意识地追求自己的幸福，即便它远在天边。

当世界变得潮湿，阳光也不再明媚时（再次引用瑟斯博士的话），幸福并不是你可以决定的一种选择。幸福感遥不可及，它不受你当前的生活、财务、事业和人际关系等方面的影响。

当这种感觉向你袭来时，注意自己是如何感知它的。用 0 ~ 10 分的分值给“只有在生活发生改变后，我才会感觉幸福”的真实感打分。

做三次深呼吸，我们将从敲击手刀点开始。

手刀点（重复三次）：尽管我觉得幸福遥不可及，总认为它只能在我的境况改变之后才会到来，但我还是爱我自己，并接受自己的感觉。

眉毛内侧：幸福……

眼睛外侧：它似乎是如此遥远……

眼睛下方：我的世界感觉很潮湿……

鼻子下方：阳光也并不明媚……

下巴：幸福……

锁骨：似乎太遥远了……

腋下：太多挫折等待着我……

头顶：我现在开心不起来……

眉毛内侧：幸福……

眼睛外侧：感觉如此遥远……

眼睛下方：我似乎无法触及……

鼻子下方：生活中有太多阻碍……

下巴：生活中有太多困难需要解决……

锁骨：我现在开心不起来……

腋下：生活是这副模样，我实在是开心不起来……

头顶：幸福……

眉毛内侧：我似乎无法触及……

眼睛外侧：我现在还触碰不到幸福……

眼睛下方：我抵达不了幸福的终点……

鼻子下方：在我的情况改变前，我根本感受不到幸福……

下巴：在一切发生改变前，我根本感受不到幸福……

锁骨：幸福……

腋下：感觉遥不可及……

头顶：这让我感到悲伤……

眉毛内侧：我不喜欢这种感受……

眼睛外侧：我感到无能为力……

眼睛下方：仿佛无法掌控自己的生活或幸福……

鼻子下方：我倍感压力……

下巴：我感到不高兴……

锁骨：但感到悲伤也没关系……

腋下：现在，我能直面悲伤……

头顶：现在，我能让黑暗逐渐退去……

眉毛内侧：让自己重见光明……

眼睛外侧：让改变发生……

眼睛下方：让自己享受某一刻的时光……

鼻子下方：让自己在某一刻感受良好……

下巴：有良好的感受让我觉得很安全……

锁骨：尽管这种感觉很可能转瞬即逝……

腋下：但这一刻，我感到很安全……

头顶：让自己享受这一刻……

眉毛内侧：我充分享受这一刻……

眼睛外侧：我可以释放恐惧和压力……

眼睛下方：让自己在这一刻感觉良好……

鼻子下方：有良好的感受让我觉得很安全……

下巴：这一刻，我感到很安全……

锁骨：我现在可以尽情享受了……

腋下：我充分享受这一刻……

头顶：我感到自己在充分享受着这一刻……

深吸一口气，并用 0 ~ 10 分的分值给“只有在生活发生改变后，我才会感觉幸福”的真实感打分。继续敲击，直到你体验到快乐。

## 第 16 天　敲击冥想：将自己的杯子盛满

当你注意到自己正在消极地自言自语时，这是一个很好的冥想练习。你和你自己的关系是所有转变发生的真实基础，也是回顾过去的一个绝佳领域。

当你努力让自己感觉良好的时候，注意自己最强烈的情绪。你感到羞耻吗？你为自己无法做到某件事感到难过吗？确定自己的主要情绪，用0～10分的分值给你的感受程度打分。

做三次深呼吸，我们将从敲击手刀点开始。

注意：我们在与自己的关系中都处在不同的位置。如果这个敲击冥想中的语言不适合你，请以最能反映自身感受的方式更改它。

手刀点（重复三次）：尽管我对自己的感觉不太好，但我现在仍然爱我自己、接受自己，并且选择平静……

眉毛内侧：我对自己很不满意……

眼睛外侧：我有太多不足……

眼睛下方：有太多需要改变的地方……

鼻子下方：我对自己很不满意……

下巴：我无法接受自己的方方面面……

锁骨：我无法爱自己……

腋下：我现在感觉不到对自己的爱……

头顶：我有太多地方需要改变……

眉毛内侧：我不满意的地方太多了……

眼睛外侧：我需要改变很多……

眼睛下方：我对自己很不满意……

鼻子下方：我无法爱自己，也无法接受自己……

下巴：必须改变的地方太多了……

锁骨：我必须先改变……

腋下：然后我才能真正地爱自己，并且接受自己……

头顶：我有太多地方需要改变……

眉毛内侧：我不喜欢现在的自己……

眼睛外侧：我不能接受现在的自己……

眼睛下方：首先我必须改变……

鼻子下方：现在的我不配得到自己的爱或者接纳……

下巴：这么说很伤害自己……

锁骨：这话很尖酸刻薄……

腋下：我会对其他人这么说吗？

头顶：我会对一个孩子这么说吗？

眉毛内侧：我对自己说这番刻薄的话……

眼睛外侧：我真的是这个意思吗？

眼睛下方：这些刻薄话……

鼻子下方：我太容易对自己刻薄了……

下巴：我可以稍微温和一点……

锁骨：我不需要这么刻薄……

腋下：我应该对自己温和点……

头顶：否则，我会伤害自己……

眉毛内侧：我很难看到自己好的一面……

眼睛外侧：而坏的一面更明显……

眼睛下方：我很难看到我的好……

鼻子下方：也许我能注意到自己有一点好……

下巴：也许我可以温和点……

锁骨：我可以做出微小的改变……

腋下：对自己温和点……

头顶：对自己仁慈一点让我感到很安全……

眉毛内侧：我可以变得再好一点……

眼睛外侧：温和点……

眼睛下方：亲切点……

鼻子下方：对自己好点让我感到很安全……

下巴：我能做少许改变……

锁骨：对自己好点……

腋下：对自己说些好听的让我感到安全……

头顶：放松自己让我感到很安全……

深吸一口气，再次用 0 ～ 10 分的分值给自己的负面情绪强度打分。

继续敲击，直到你感受到平和。

## 第 17 天　敲击冥想：我不是人见人爱的“巧克力”！

当你正在努力克服以牺牲自我来取悦他人的不良倾向时，这是一个很好的冥想练习。通过敲击，你将学会建立更健康的交往界限。

如果你发现自己试图成为人见人爱的“巧克力”——想开口拒绝，却为了取悦他人而答应下来时，停下来，并注意自己真正的感觉。

在0～10分的范围内，评估自己说声“不”有多难。

做三次深呼吸，我们将从敲击手刀点开始。

手刀点（重复三次）：尽管我又一次成为“巧克力”——当我想说不的时候，却不得不开口答应别人——但我还是爱自己，并接受自己的感觉。

眉毛内侧：我又成了“巧克力”！

眼睛外侧：这是一个很难打破的习惯……

眼睛下方：我又试着成了“巧克力”……

鼻子下方：我一直以来都是这样……

下巴：我不能成为“巧克力”……

锁骨：我不是巧克力……

腋下：我永远不会是巧克力……

头顶：但我还是想做“巧克力”……

眉毛内侧：为什么我还要做“巧克力”？

眼睛外侧：我不是巧克力！

眼睛下方：对别人说不，会让自己尝到甜味……

鼻子下方：我不是巧克力！

下巴：我可以开口拒绝……

锁骨：虽然我感到有点害怕……

腋下：人们可能并不喜欢被拒绝……

头顶：但我不是“巧克力”……

眉毛内侧：我不需要成为“巧克力”……

眼睛外侧：我就是我！

眼睛下方：有时我需要说不……

鼻子下方：我能镇静地说不……

下巴：我可以礼貌地说不……

锁骨：我需要说不……

腋下：因为我不需要做“巧克力”！

头顶：我可以做我自己……

眉毛内侧：我相信，说不是没有问题的……

眼睛外侧：我可以多花点时间……

眼睛下方：我知道这是最棒的做法……

鼻子下方：我不需要再做“巧克力”了……

下巴：我可以是我！

锁骨：照顾自己的感受让我感到安全……

腋下：这需要时间……

头顶：享受每一秒！

眉毛内侧：我很享受花时间为自己着想……

眼睛外侧：让我为自己着想……

眼睛下方：我不必取悦每一个人……

鼻子下方：我可以在自己身上花时间……

下巴：享受拒绝！

锁骨：我能做对自己有利的决定……

腋下：并为自己花更多的时间……

头顶：当我需要时，我可以说不……

眉毛内侧：说不让我感到更舒服……

眼睛外侧：不再成为“巧克力”让我感到很安全……

眼睛下方：我永远不会成为“巧克力”……

鼻子下方：说不让我的内心更舒服……

下巴：不再取悦大家让我感到安全……

锁骨：经常说不让我有安全感……

腋下：放松下来，我现在感到平静……

头顶：让自己明白，说不是安全的……

深吸一口气。试想一下，当你开口答应别人的要求时，你的身体有多么抗拒？用 0 ~ 10 分的分值给你的抗拒强度打分。

继续敲击，直到你体验到平和。

## 第 18 天　敲击冥想：成为第二个自己

当你努力释怀一个过去的故事，思考自己是谁，以及自己的生活还有何种可能时，这个冥想练习能很好地帮助你。通过敲击，你将为自己创建一个全新的、更加励志的第二版人生故事。

要长成一朵美丽的花，一颗种子必须先把自己深埋在黑暗的土壤里，它不知道什么时候会有水来浇灌自己，也不知道什么时候能看到太阳。

那颗种子不可能将自己挖出来。在黑暗中，它感到恐惧和孤独。它就那样静静地待在原地，相信生命成长是一个过程。果然，终于有一天它破土而出，并渐渐长成为一朵花，为花园贡献着自己的美丽。

把你的故事也想象成一颗种子。它深埋在你的心中，不知道接下来会发生什么。不过，它最终会感受到阳光，吸收到水分，甚至会加入那些盛开的花朵之中。

请注意，你的“种子”还有多久会“开花”。用 0～10 分的分值给你对“种子”的“太久远 / 永远不会开花 / 应该不会开花”的恐惧强度打分。

做三次深呼吸，我们将从敲击手刀点开始。

手刀点（重复三次）：尽管在这个故事中，种子被埋在黑暗的土壤里，未来充满了不确定性，但我还是可以放松心情，让自己相信它终会开花。

眉毛内侧：在这个故事中……

眼睛外侧：种子被黑暗包围……

眼睛下方：多么令人恐惧……

鼻子下方：这是一颗深埋在土壤中的种子……

下巴：我不知道它是否会开花……

锁骨：围绕在我周围的只有黑暗……

腋下：我有那么多事情要完成……

头顶：我不可能完成……

眉毛内侧：我不知道自己是否能相信这个新的故事……

眼睛外侧：我害怕相信这个新的故事……

眼睛下方：我害怕自己希望它能成真……

鼻子下方：这种恐惧感……

下巴：比我想象的还大……

锁骨：这种恐惧感……

腋下：似乎比我想象的大得多……

头顶：有恐惧感是正常的……

眉毛内侧：我现在能感觉到……

眼睛外侧：我可以释放这种恐惧感……

眼睛下方：我可以为希望腾出空间……

鼻子下方：我可以释放这种恐惧感……

下巴：我能看到这个新的故事……

锁骨：我也可以让自己感觉到……

腋下：我能感觉到希望……

头顶：我可以创造这个新的故事……

眉毛内侧：我可以让自己实现这个故事……

眼睛外侧：我可以释放那个老故事……

眼睛下方：尽管老故事感觉更安全……

鼻子下方：可那老故事也限制了我……

下巴：那老故事困住了我……

锁骨：我现在可以释怀了……

腋下：我能感受到自己对新故事的恐惧……

头顶：当然，这个新的恐惧感我也可以释怀……

眉毛内侧：我可以相信这个新的故事……

眼睛外侧：我能感觉到希望……

眼睛下方：这个新的故事……

鼻子下方：我能把它塑造得很美好……

下巴：我能告诉自己这个新的故事……

锁骨：一遍又一遍……

腋下：我可以复述这个故事……

头顶：我可以信任并爱这个新的故事……

眉毛内侧：我可以成为最完美的自己……

眼睛外侧：当恐惧涌现时，用敲击释放它……

眼睛下方：这个新的故事……

鼻子下方：我能感觉到它很不错……

下巴：我现在可以去实现这个故事中的情节了……

锁骨：我可以信任这份喜悦，我也可以信任它带给我的感觉……

腋下：我可以成为最完美的自己……

头顶：我可以让自己完全相信这个新的故事……

深吸一口气。用 0 ~ 10 分的分值给你对自己第二版人生故事的感觉打分。继续敲击，直到你感觉到自己已经与第二版人生故事建立了情感联系。

## 第 19 天　敲击冥想：更多空间，更多快乐

当你抗拒清除身体、精神或情绪上的混乱时，这个冥想练习是很好的疗

愈方法。你将不会感到恐惧，并且更愿意重视那些值得关注的事情。

如果你把注意力集中在生活中的杂乱上，那你毫无疑问会产生抵触情绪。

当这种情况发生时，停下来，注意这种抵触情绪的强烈程度，并用 0 ~ 10 分的分值对其进行打分。

做三次深呼吸，我们将从敲击手刀点开始。

手刀点（重复三次）：尽管我还没有真正准备好去思考生活中的杂乱，因为它太令我不堪重负了，但我还是爱自己并且接受自己的感受。

眉毛内侧：这杂乱……

眼睛外侧：让人倍感压力……

眼睛下方：我不想处理它……

鼻子下方：我想将它抛在一边……

下巴：这杂乱……

锁骨：让人不堪重负……

腋下：我不能面对它……

头顶：这杂乱……

眉毛内侧：我知道它在向我施加重压……

眼睛外侧：它拖慢了我的进度……

眼睛下方：我能感觉到它……

鼻子下方：但我无法面对它……

下巴：它太难清理了……

锁骨：清理它似乎很累人……

腋下：我宁愿把它推到一边……

头顶：我宁愿忽略它……

眉毛内侧：我就不能忘了它吗?

眼睛外侧：难道不能将它永远深埋在心里?

眼睛下方：我无法清理它……

鼻子下方：它太让人不堪重负了……

下巴：杂乱的事情太多了……

锁骨：它拖慢了我的脚步……

腋下：我不喜欢杂乱……

头顶：我感觉压力很大……

眉毛内侧：我被困住了……

眼睛外侧：明白杂乱给我带来了压力是安全的……

眼睛下方：明白自己被杂乱影响是安全的……

鼻子下方：我能感觉到杂乱有多沉重……

下巴：我不喜欢它……

锁骨：我可以让自己看到杂乱……

腋下：我可以释放它给我造成的不堪重负感……

头顶：释放不堪重负的感觉……

眉毛内侧：释放我在清理杂乱时感受到的压力……

眼睛外侧：我能搞定……

眼睛下方：我可以为释放压力而感到兴奋……

鼻子下方：我可以让自己在清理杂乱时感觉精力充沛……

下巴：想象自己已经释放了压力……

锁骨：让自己感到放松……

腋下：我可以清理这杂乱……

头顶：我可以掌控我的生命……

眉毛内侧：我可以控制生活中的杂乱……

眼睛外侧：让自己感到精力充沛，可以腾出更多的空间！

眼睛下方：我可以清楚地看到更多的精神空间、情感空间和物理空间……

鼻子下方：要想成为最完美的自己，我需要更大的空间去成长！

下巴：清理更多空间让我感觉精力充沛！

锁骨：这意味着我有更多的欢乐空间……

腋下：更多的乐趣空间……

头顶：清理这杂乱，让我感觉精力充沛……

深吸一口气，再次用 0 ~ 10 分的分值给你对清理杂乱的抗拒强度打分。继续敲击，直到你感到自己精力充沛，并能完全清除杂乱。

## 第 20 天　敲击冥想：阳光下的平和

当你害怕走出舒适区去展现最完美的自我，并担心自己不能创造最美好的生活状态时，这是一个很好的冥想练习。敲击的同时请记住，你可以做到！

当你想到这个正在进行的疗愈之旅时，你经历了怎样的情绪变动和心理阻力？

你对走出舒适区感到恐惧吗？你害怕将要面临的挑战吗？你最害怕失败还是成功？

用 0 ～ 10 分的分值给你感受到的阻力强度打分。

做三次深呼吸，我们将从敲击手刀点开始。

手刀点（重复三次）：尽管我害怕继续展现最完美的自己，担心自己不能创造最美好的未来，但我还是爱我自己，并接受自己的感觉。

眉毛内侧：这种恐惧感……

眼睛外侧：只是有太多的未知……

眼睛下方：未知的才是可怕的……

鼻子下方：这种恐惧感……

下巴：它在我的体内……

锁骨：我能感觉到它在我的身体里……

腋下：这些恐惧感……

头顶：这些焦虑感……

眉毛内侧：如果我不能成为最完美的自己，那该怎么办？

眼睛外侧：如果我没能创造出最美好的生活，又该如何？

眼睛下方：这种恐惧感……

鼻子下方：我能感觉到……

下巴：世界上存在着太多的未知……

锁骨：它们太过吓人……

腋下：万一我失败了呢？

头顶：如果我成功了呢？

眉毛内侧：我不能再躲藏了……

眼睛外侧：我必须让自己发光……

眼睛下方：人们会看到真实的我……

鼻子下方：听到真实的我……

下巴：他们会有什么反应？

锁骨：这听起来有点刺激……

腋下：但也是很可怕的……

头顶：一切都是那么未知……

眉毛内侧：这让我感到紧张……

眼睛外侧：现在，我可以让自己感觉到这种不适……

眼睛下方：我可以让不适感消失……

鼻子下方：这个世上有很多的不确定性……

下巴：没关系……

锁骨：我正在敲击！

腋下：我能做到！

头顶：我可以发光……

眉毛内侧：我可以相信这个过程……

眼睛外侧：继续前进……

眼睛下方：即使遇到阻碍……

鼻子下方：即使所有的未知数让我感到不堪重负……

下巴：我能做到！

锁骨：我可以相信这段旅程……

腋下：我可以相信最完美的自己……

头顶：我可以放轻松，享受这段旅程！

眉毛内侧：我可以让自己有更多的喜悦……

眼睛外侧：我可以花更多时间来庆祝胜利！

眼睛下方：安全感让我感到非常安全……

鼻子下方：我相信这次旅行是安全的……

下巴：我相信最完美的自己……

锁骨：我可以让它指引我……

腋下：我能创造我最最美好的人生！

头顶：我可以放轻松，享受这段旅程！

**深吸一口气。用 0 ~ 10 分的分值给你感受到的阻力打分。**

**继续敲击，直到你感觉到安宁和喜悦。**

## 第 21 天　敲击冥想：让我们庆祝起来！

有些人感觉到雨，其他人就会被淋湿。

——罗杰·米勒（Roger Miller）

**没有什么需要打分的，也没有什么需要注意的。深吸一口气，让我们马**

上开始吧！

手刀点（重复三次）：我已经摆脱了压力，我已经摆脱了过去。我不确定我是否是最完美的自己，但我爱我自己，并接受自己。

眉毛内侧：是时候开始庆祝了！

眼睛外侧：我做到了第21天！

眼睛下方：这是巨大的成功……

鼻子下方：我可以庆祝！

下巴：我还是不知道未来会怎样……

锁骨：没关系……

腋下：尽管一切都不完美……

头顶：那也没关系……

眉毛内侧：我可以庆祝一下……

眼睛外侧：我能听到任何迎面而来的批评……

眼睛下方：然后将它们抛诸脑后……

鼻子下方：我感到喜悦……

下巴：我能感觉到真正的喜悦……

锁骨：我能感觉到庆祝的美好……

腋下：这种美好的感受进入了我的心里……

头顶：进入了我的身体……

眉毛内侧：现在我完全可以感受到它……

眼睛外侧：感觉到喜悦是安全的……

眼睛下方：我现在可以庆祝一下……

鼻子下方：即使还看不到终点线……

下巴：即使我不确定是否能成为最完美的自己……

锁骨：我现在可以庆祝了！

腋下：我现在能感觉到更多的欢乐……

头顶：我能感觉到这种快乐……

眉毛内侧：我明白最完美的自己其实一直在我心里……

眼睛外侧：我从来没有去寻找……

眼睛下方：我从来没有找到……

鼻子下方：最完美的自己永远存在我心里……

下巴：我可以随时与它构建联系……

锁骨：我能褪去自己伪装的外衣……

腋下：运用敲击释放内心的障碍……

头顶：并成就最完美的自己……

眉毛内侧：我爱最完美的自己！

眼睛外侧：最完美的自己真棒！

眼睛下方：真强大……

鼻子下方：最完美的自己能活出最美好的人生……

下巴：我可以让自己感受到身边的爱和精彩……

锁骨：我不会再受到限制……

腋下：卸掉心中的枷锁吧……

头顶：我爱最完美的自己……

眉毛内侧：我成了最完美的自己……

眼睛外侧：我总能成为最完美的自己……

眼睛下方：成为最完美的自己让我感到放松，感到安全……

鼻子下方：我可以让自己闪闪发光……

下巴：我的感觉好极了！

锁骨：我爱最完美的自己……

腋下：我接受最完美的自己……

头顶：我感到快乐……

深呼吸，继续敲击，直到你充满了平和与喜悦之情。

## 意外收获：冥想对你大有益处

如果你在回首过去或敲击时感到不堪重负，这个额外的冥想练习将对你大有裨益。它能提供一个平静且安全的情绪着陆垫，助你找回自己的思绪。只要你喜欢，随时都可以敲击起来。

如果你感到内心烦忧、不知所措，不妨试试这一页的敲击练习。

用 0 ~ 10 分的分值给你的不安全感或不知所措感的强度打分。

做三次深呼吸，我们将从敲击手刀点开始。

手刀点（重复三次）：尽管我觉得这一切都很不安全，但实际上我是安全的。现在我可以让自己放松一下。

眉毛内侧：我很安全……

眼睛外侧：一切都很好……

眼睛下方：我能放下这种恐慌感……

鼻子下方：我很安全，我现在可以放松了……

下巴：一切都很好……

锁骨：我真的真的很安全……

腋下：我现在可以放松了……

头顶：我身体里的每一个细胞都是安全的……

眉毛内侧：一切都很好……

眼睛外侧：我现在所在的地方很安全……

眼睛下方：我感觉很安全，很踏实……

鼻子下方：我身体里的每一个细胞都有这种感觉……

下巴：我很安全，我的身体也很安全……

锁骨：我可以放松下来……

腋下：我可以让呼吸慢下来……

头顶：我感觉很平静……

眉毛内侧：我现在安全了……

眼睛外侧：一切都很好……

眼睛下方：我能感到安全，也能感到放松……

鼻子下方：释怀一切吧……

下巴：我感到安全，也感到踏实……

锁骨：我能放松身体……

腋下：让身体里的每一个细胞……

头顶：都放松下来……

眉毛内侧：我不需要调整任何东西……

眼睛外侧：所有事情都将在适当的时间被处理……

眼睛下方：一切都很好……

鼻子下方：我感到安全，也感到踏实……

下巴：存在于时空中，我感到安全……

锁骨：我在这里很安全……

腋下：一切都很好……

头顶：一切都很好……

眉毛内侧：站立……

眼睛外侧：呼吸……

眼睛下方：将身体扎根于大地……

鼻子下方：现在回到身体上……

下巴：我心里明白我是安全的……

锁骨：放松让我感到很安全……

腋下：我的呼吸速率正在减慢……

头顶：我的心率在减慢……

眉毛内侧：现在我可以放松了……

眼睛外侧：相信我是安全的……

眼睛下方：我越来越放松……

鼻子下方：让身体获得所需的休息……

下巴：我感觉很安全……

锁骨：一切都很好……

腋下：我感觉很安全……

头顶：我现在能放松下来，我感到安全……

注意自己不堪重负和不安的强度，再次用 0 ～ 10 分的分值给它们打分。根据需求，多次重复这个过程。